Mansi Singh
Nikhil Gupta

Alinhadores transparentes

Mansi Singh
Nikhil Gupta

Alinhadores transparentes

Um breve resumo

ScienciaScripts

Imprint

Cover image: www.ingimage.com

This book is a translation from the original published under ISBN 978-620-6-75074-1.

Publisher:
Sciencia Scripts
is a trademark of
Dodo Books Indian Ocean Ltd. and OmniScriptum S.R.L publishing group

120 High Road, East Finchley, London, N2 9ED, United Kingdom
Str. Armeneasca 28/1, office 1, Chisinau MD-2012, Republic of Moldova, Europe
Printed at: see last page
ISBN: 978-620-7-00643-4

Conteúdo

RECONHECIMENTO

Gostaria de expressar a minha mais profunda gratidão à família e aos amigos pelo seu inestimável apoio e assistência ao longo do processo de redação deste livro. O seu encorajamento, feedback e conhecimentos foram fundamentais para dar forma final a este trabalho.

Estou imensamente grata ao meu sistema de apoio, cujo amor inabalável, paciência e compreensão me sustentaram durante os altos e baixos deste empreendimento criativo. A sua crença em mim e o seu encorajamento constante têm sido uma fonte constante de inspiração.

Agradeço sinceramente aos professores, cuja orientação e mentoria desempenharam um papel significativo no aperfeiçoamento das minhas capacidades de escrita e no alargamento da minha perspetiva. A sua sabedoria e experiência tiveram um impacto profundo neste livro.

Gostaria de agradecer as contribuições de todos os membros da equipa pela sua ajuda neste livro. A sua dedicação e a atenção meticulosa aos pormenores melhoraram muito a qualidade deste trabalho.

Estou em dívida para com a minha equipa pelo seu apoio e recursos que facilitaram a conclusão deste livro. O seu empenho em fomentar o crescimento intelectual e a criatividade é louvável.

Por último, gostaria de expressar a minha gratidão a todos os leitores e apoiantes do meu trabalho. O nosso entusiasmo e empenho inspiram-me a continuar a partilhar histórias e conhecimentos através da minha escrita

INTRODUÇÃO

Vários desenvolvimentos importantes alteraram o campo da ortodontia nos últimos anos. As imagens digitais e os computadores melhoraram o processo de diagnóstico. A introdução de brackets de prescrição, colagem, NiTi e outros fios de liga melhoraram a eficiência e a eficácia do tratamento[1] .

Os pacientes adultos que procuram tratamento ortodôntico são cada vez mais motivados por considerações estéticas. A maioria desses pacientes rejeita o uso de aparelhos fixos labiais de aço e procura opções de tratamento mais estéticas, incluindo braquetes de cerâmica, ortodontia lingual e aparelhos de plástico transparente[2] .

A mudança de paradigma na ortodontia chegou com a introdução do Sistema Aligner. Este sistema permite que tanto o dentista como o paciente desenvolvam uma compreensão visual do movimento dentário ortodôntico. As vantagens estéticas e práticas do sistema alargaram os serviços de ortodontia a uma maior população.

Os dois sistemas actuais para movimentar os dentes com aparelhos de plástico são o ALIGNER e o ESSIX SYSTEM[3] . O Aligner envolve uma série de alinhadores feitos de um material plástico transparente e fino (tipicamente menos de 1 mm) formado com técnicas laboratoriais CAD- CAM. Estes alinhadores são semelhantes aos splints que cobrem as coroas clínicas e a gengiva marginal (**FIGURA 1**).

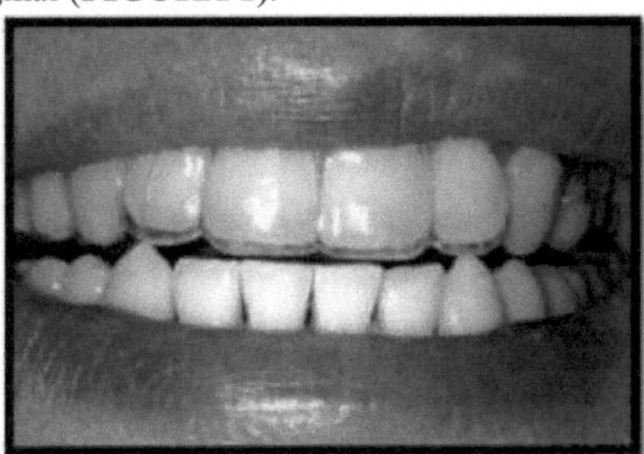

Figura 1 - O aparelho invisível

Cada alinhador é concebido para mover os dentes num máximo de cerca de 0,25 a 0,3 mm durante um período de 2 semanas, e é usado numa sequência específica. O Sistema de Alinhadores é único na medida em que o clínico deve ser capaz de planear o caminho para obter os melhores resultados antes do início do tratamento, de modo a que possam ser construídas séries de alinhadores para atingir os objectivos do tratamento[3] . No entanto, o sistema Essix baseia-se no ajuste de um único aparelho para atingir os objectivos do tratamento[3] . Os aparelhos fixos convencionais estão em constante evolução devido à utilização de múltiplos e diferentes tipos de variáveis que surgem durante o tratamento; o mesmo acontece com a tecnologia Essix. O movimento dentário é possível em todos os planos do espaço e o custo de fabrico é uma fração do custo de vários aparelhos fabricados em laboratório que têm de ser utilizados sequencialmente. Uma vez que os aparelhos de plástico Essix podem ser fabricados no consultório, o custo de fabrico é mínimo.

Os aparelhos de movimentação dentária em plástico transparente são excelentes opções para adultos ou adolescentes responsáveis que possam estar relutantes em usar os aparelhos fixos e que sigam as instruções dos médicos, e cuja queixa principal se centra em problemas de alinhamento ligeiros a moderados. Esta disciplina requer os elementos essenciais da movimentação dentária ortodôntica - força, espaço e tempo. O clínico pode controlar dois desses pré-requisitos essenciais - força e espaço. Como em qualquer aparelho removível dinâmico, o paciente deve fornecer o terceiro elemento essencial - o tempo. Portanto, a população-alvo que mais se qualifica para a movimentação dentária com aparelhos plásticos são os adultos[2] . Os adolescentes geralmente não são incluídos na população de alinhamento plástico porque a adesão estrita às instruções clínicas não é previsível nessa faixa etária. Alguns clínicos acreditam que crianças e adolescentes são melhor tratados com aparelhos fixos convencionais.

HISTÓRIA

O uso documentado de aparelhos removíveis formados a vácuo para movimentar os dentes está disponível desde a década de 1940, e seu uso no consultório odontológico pode ter ocorrido ainda mais cedo. Em 1945, **Kesling**[2] introduziu o aparelho de posicionamento dentário como um método para refinar o estágio final do acabamento ortodôntico após a desbastamento. Kesling descreveu pela primeira vez o movimento dos dentes através de um posicionador dentário, que é frequentemente usado hoje para refinar a oclusão após o tratamento com aparelhos fixos. O posicionador era um aparelho de borracha maleável de peça única, fabricado com base em modelos de cera idealizados para pacientes cujo tratamento básico estava completo. A vantagem prática do posicionador reside na sua capacidade de posicionar os dentes artisticamente e manter o alinhamento dos dentes obtido através do tratamento básico com aparelhos fixos convencionais. Vários movimentos dentários menores podem ser incorporados ao posicionador. Kesling previu que certos movimentos dentários maiores também poderiam ser realizados com uma série de posicionadores fabricados a partir de movimentos dentários seqüenciais no set-up, à medida que o tratamento progredia.

Henry Nahoum[4] **(1950)** desenvolveu o aparelho de contorno dentário formado a vácuo, frequentemente designado por "invisível".

Em 1964, **Nahoum**[4] publicou um artigo completo descrevendo o seu aparelho de contorno dentário formado a vácuo. Nahoum utilizou um sistema de vácuo de laboratório para criar aparelhos sobre um molde de estudo modificado que foram posteriormente utilizados para tratar más oclusões significativas. O aparelho de contorno dentário é feito através do método de moldagem por drapejamento, no qual o plástico aquecido é fixado e empurrado ou deixado drapejar sobre um molde de plástico. A folha é selada nos bordos do molde e depois é aplicado vácuo, forçando a folha a adaptar-se à superfície do modelo. Após a obtenção da pressão, um tanque auxiliar é evacuado antes do início do processo. A bomba de vácuo é mantida ligada. A pressão atmosférica negativa criada garante uma excelente cobertura do plástico sobre o molde de gesso. Aplicou elásticos e utilizou sistemas de fixação que ainda hoje são usados naquilo que é erradamente considerado como um novo e revolucionário sistema de movimentação dentária.

Ponitz Of Ann Arbor, Michigan[5] **(1971)** introduziu os chamados retentores "invisíveis". Tipicamente, esse retentor era formado por uma folha fina de Biocryl ou outro material similar que era aquecido e forçado por sucção ou pressão sobre um modelo de trabalho da dentição. Ele afirmou que, usando cera de placa de base para reposicionar os dentes no modelo mestre antes que o aparelho fosse formado, era possível obter um movimento dentário limitado com os retentores.

Nos anos 90, **Sheridan**[6,7] popularizou o aparelho overlay **"Raintree Essix"** como um retentor e um aparelho ortodôntico ativo. A técnica de Sheridan envolve a redução interproximal dos dentes e o alinhamento progressivo com aparelhos Essix transparentes. Essa técnica foi baseada na proposta de Kesling, mas quase todos os movimentos dentários exigiam uma nova configuração de modelo e, portanto, um novo conjunto de moldagens em quase todas as visitas, tornando a técnica excessivamente demorada.

Sheridan (1994)[7] , por outro lado, permite uma variedade de efeitos biomecânicos precisos sem alteração do molde, usando ajustes simples na cadeira (tecnologia Essix). Em vez de bloquear o espaço num molde, é cortada uma janela no aparelho Essix para permitir o movimento livre dos dentes. Em vez de raspar o gesso do molde, é colocado um ponto de força diretamente no aparelho, num ponto específico. O movimento dentário menor ocorre quando há força e espaço adequados. Com os aparelhos Essix, a cavilha fornece a força após o espaço ter sido estabelecido com uma janela.

Sheridan (1995)[8] introduziu o thermosealing, uma modificação única da tecnologia Essix. Esta modificação expande as aplicações do Essix para incluir aparelhos de hábito, aparelhos de verticalização de molares, aparelhos de estabilização posterior, mantenedores de espaço e planos de mordida.

Sheridan (2004) descreveu um método alternativo único de produzir força, colando um pequeno monte de compósito na superfície do esmalte do dente alvo, em vez de alterar o aparelho Essix. O facto de haver uma projeção termoformada no aparelho ou um monte de compósito no dente alvo faz pouca ou nenhuma diferença biomecânica. Ambos os métodos irão aplicar força no dente alvo à medida que o plástico resiliente retorna ao seu estado de repouso. A vantagem do montículo é uma superfície plástica esteticamente lisa que não é distorcida pela colocação de saliências com alicates aquecidos. Sempre que a profundidade de uma projeção é aumentada, o plástico torna-se mais fino; inversamente, um montículo torna-se mais forte com a colocação de camadas adicionais de compósito nas visitas subsequentes do paciente.

Em abril de 1997, **Kelsey Wirth** e **Zia Chishti**, dois estudantes de MBA da Universidade de Stanford, fundaram a Align Technology. O conceito que deu origem à empresa partiu de Chishti, que tinha sido submetido a um tratamento ortodôntico para adultos, mas que, tal como muitos pacientes, não era consistente no uso da sua contenção transparente. Depois de sentir o recalcamento dos seus dentes mandibulares, Chishti voltou a usar a sua contenção de sobreposição, o que realinhou os seus dentes anteriores. Frustrado com o progresso relativamente lento e modesto alcançado com a sua contenção Overlay, Chishti teve a ideia de utilizar vários aparelhos e tecnologia de imagem computorizada para efetuar grandes movimentos dentários. A tecnologia Align foi fundada para desenvolver a próxima geração de aparelhos estéticos. Esta abordagem inovadora combina princípios ortodônticos com computador tridimensional e tecnologias de personalização em massa. A partir deste conceito revolucionário, Chishti e Wirth, dois ortodontistas, juntamente com um engenheiro de software, formaram a Align technology[1] .

Joe Hennessy1 e Ebrahim A. Al-Awadh[9] **(2015)** A tecnologia dos alinhadores transparentes tem evoluído ao longo dos últimos 15 anos, com estes aparelhos a serem continuamente modificados para aumentar a gama de movimentos dentários que podem alcançar. No entanto, há muito pouca pesquisa clínica disponível para mostrar como esses aparelhos alcançam seus resultados. Este artigo descreve as diferentes gerações de alinhadores transparentes que estão disponíveis e destaca a sua utilização. No entanto, até que mais pesquisas clínicas estejam disponíveis, os alinhadores não podem ser prescritos rotineiramente como uma alternativa eficaz aos aparelhos labiais fixos.

ALINHADORES DE PRIMEIRA GERAÇÃO:

As primeiras formas destes sistemas dependiam exclusivamente do alinhador para atingir os seus resultados. Não eram incorporados quaisquer elementos auxiliares. No que diz respeito à inclinação vestibulolingual, contactos oclusais, relação oclusal e redução do overjet, os aparelhos fixos eram significativamente melhores e superiores aos alinhadores.

ALINHADORES DE SEGUNDA GERAÇÃO:

Com o desenvolvimento dos sistemas de alinhadores, os fabricantes começaram a encorajar a utilização de acessórios para melhorar a movimentação dentária. Os dentistas podiam solicitar a colocação de botões de compósito nos dentes e podiam também começar a utilizar elásticos inter-maxilares. Os acessórios introduzidos na segunda geração de alinhadores não pareciam melhorar a precisão geral.

Incapacidade dos alinhadores para atingir completamente os movimentos dentários previstos. Esta versão de alinhadores mostra um fraco controlo do movimento da coroa e da raiz e que eram necessários sistemas de alinhadores com um controlo mais preciso do movimento dentário.

ALINHADORES DE TERCEIRA GERAÇÃO:

Para melhorar os resultados e conseguir um melhor controlo dos movimentos dentários com os aparelhos de alinhamento, foram feitas tentativas para alterar a forma como os alinhadores aplicam a força. Os attachments são colocados automaticamente pelo software onde são necessárias extrusões, derotações e movimentos radiculares. As indentações nos alinhadores são fabricadas onde é necessário o torque da raiz. O operador pode também solicitar a colocação de attachments de não precisão nos dentes, sempre que considere que estes melhoram os movimentos efectuados.

Capítulo 1

CONCEITO DO POSICIONADOR DE DENTES

Em 1944, Kesling[2] desenvolveu o posicionador dentário para ser mais do que um aparelho de contenção. O objetivo do posicionador de dentes era permitir que o caso terminasse mais cedo do que o tratamento ortodôntico convencional. O "Tooth Positioning Appliance" é um aparelho de tratamento ativo para o posicionamento artístico final dos dentes e um aparelho de contenção eficaz. Este aparelho permite que os dentes se fixem na sua posição ideal sem a interferência de bandas, tampas ou fios. É mais eficaz sob forças funcionais.

O posicionador de dentes não correspondeu às suas expectativas iniciais como aparelho ativo. Os movimentos finais dos dentes geralmente envolvem torção e verticalização das raízes dos dentes. Um estudo realizado por **Vorhies**[10] concluiu que os posicionadores dentários não conseguem posicionar as raízes dos dentes. No entanto, o posicionador dentário é muito adequado apenas para pequenos movimentos de coroa.

Os movimentos activos normalmente conseguidos com o posicionador de dentes são :-

- Alinhamento de dentes em posição sobrecorrigida
- Encerramento de espaços de banda
- Posicionamento da coroa do canino

O posicionador de dentes é utilizado para um posicionamento preciso dos dentes. Vorhies[2] considera os posicionadores de dentes como um excelente aparelho para o acabamento dos casos tratados.

Cottingham[11] considera os posicionadores dentários como um aparelho de acabamento ativo quando utilizados durante 3 a 6 meses. Os posicionadores dentários foram concebidos para :

- Encerramento de espaços de banda
- Corrigir o ângulo do plano oclusal, se este estiver inclinado durante o tratamento
- Corrigir a interferência do local de equilíbrio
- Correção da inclinação vertical e horizontal dos dentes
- Alterar a relação entre o canino e o pré-molar
- Reduzir os dentes sobrecorrigidos para a sua posição correcta.

Wells[12] limita os movimentos possíveis do posicionador a: -

- Inclinação da coroa até 3 mm
- Todos os tipos de correção da oclusão e movimentação dentária, com exceção da translação
- Correção rotacional de incisivos, caninos e pré-molares em determinados casos.
- Correção da direção antero-posterior da relação molar e canina e da intercuspidação
- Correção da relação molar e canina na direção bucolingual
- Encerramento de espaços
- Correção de sobressaliência e sobremordida
- Correção do desvio da linha média
- Correção de mordidas cruzadas

Smart et al emitem posicionadores de dentes para todos os seus pacientes. eles atribuíram :-

- Os pormenores oclusais são mais facilmente aperfeiçoados.
- Os posicionadores de dentes facilitam uma certa posição.

Também enumeraram algumas desvantagens :-.

- Capacidade limitada de fechar espaços de extração
- Capacidade limitada de manter rotações corrigidas

- Não pode ser utilizado em doentes com obstruções nasais crónicas

Os posicionadores dentários são capazes de obter um melhor posicionamento dos dentes. A maioria dos autores afirma que o posicionador dentário é muito útil quando utilizado como aparelho de acabamento ativo ou como aparelho de contenção.

Com base na visão de KESLINGS sobre o conceito de posicionadores dentários para a movimentação ativa dos dentes ortodônticos, surgiram outros avanços neste campo, incluindo a técnica ESSIX de Sheridan e o conceito do SISTEMA INVISALIGN.

Capítulo 2

POSICIONADOR DENTÁRIO KESLING: FABRICO E CLÍNICA GESTÃO

O posicionador tem muitas outras utilizações para além do posicionamento final e da retenção.

Movimentos dentários maiores podem ser realizados com uma série de Posicionadores, mudando ligeiramente os dentes na configuração à medida que o tratamento progride. O Posicionador é um aparelho de contenção ideal, porque não só mantém a forma da arcada e o posicionamento dos dentes dentro da arcada, mas também mantém a relação correcta entre as arcadas maxilar e mandibular.

A ideia de utilizar um posicionador de dentes como retentor deve ser apresentada ao paciente no início do tratamento, talvez mesmo na consulta de planeamento do tratamento. O posicionador dentário deve ser mostrado ao paciente e a sua utilização deve ser claramente explicada. É muito importante que os seguintes pontos também sejam discutidos.

- A cooperação é necessária para o sucesso do tratamento do posicionador.
- A cooperação deve ser mantida durante a retenção.
- O desconforto inicial do posicionador de dentes deve ser mencionado.

FABRICAÇÃO:

Nas consultas que antecedem a descolagem, os fios da arcada são removidos e são efectuadas impressões. Também deve ser obtido um registo interoclusal em cera e um molde do cotovelo facial.

Os registos obtidos são enviados ao laboratório para o fabrico do posicionador de dentes. Devem ser incluídas instruções pormenorizadas adequadas para o laboratório.

Os registos clínicos são constituídos por :

- Impressões superiores e inferiores
- Um recorde de facebow
- Um registo interoclusal
- Podem ser efectuados registos adicionais, como um cefalograma lateral, para ajudar o dente
posicionamento.

Procedimentos laboratoriais:

- Montagem de modelos no articulador anatómico.
- Reposição dos dentes necessários
- Duplicação dos modelos de reposição
- Montagem dos modelos em duplicado

Uma vez que os modelos duplicados são remontados, o posicionador de dentes é feito sobre ele. Os materiais termoplásticos parecem ter sido os mais populares para o fabrico de posicionadores de dentes.

As placas termoplásticas são aquecidas e adaptadas sobre cada modelo duplicado. A adaptação pode ser efectuada através de uma estrutura de vácuo. Uma vez feita uma moldura bucal com precisão para cada arcada, podem ser unidas. O articulador é então aberto, as protecções bucais são aquecidas nas suas superfícies oclusais, qualquer enchimento necessário é colocado e amolecido e, em seguida, o articulador é fechado numa posição pré-determinada.

Quando arrefecido, o posicionador de dentes é removido dos modelos. As extensões vestibular, lingual e distal podem ser aparadas com uma tesoura ou uma broca grande.

O posicionador é então recolocado nos modelos e a sua precisão de ajuste é verificada. O acabamento da superfície dos materiais em PVC é obtido com pinceladas suaves de uma pequena chama. Se o material for sobreaquecido, descolora para um tom acastanhado. No entanto, isto é basicamente uma alteração da superfície e pode ser removida com uma broca.

O grau mais adequado de cobertura gengival é de cerca de 3 mm. Uma cobertura maior pode causar desconforto ao doente, enquanto uma cobertura menor reduz a retenção do posicionador na boca. A quantidade de cobertura gengival pode ser variada de acordo com as necessidades ou preferências do doente.

Se forem desejados orifícios de ar, pode ser colocado um arame redondo grosso ou brocas dentárias entre as duas máscaras bucais antes da união. Uma vez unidas e arrefecidas, o arame pode ser removido, deixando as vias respiratórias livres.

GESTÃO CLÍNICA DO POSICIONADOR DE DENTES:

Quando o dente posicionado é devolvido, os modelos e o posicionador de dentes devem ser examinados para garantir que são de qualidade satisfatória. Se não forem, as reparações podem não ser adequadas e a reconstrução do aparelho, talvez com um reajuste dos dentes, é muitas vezes o caminho mais seguro.

A utilização do posicionador dentário é novamente explicada ao paciente e é-lhe mostrado como colocar o aparelho.

Passos para a colocação do aparelho:.

- É colocada primeiro sobre a arcada maxilar.
- É encaixado sobre os incisivos e pressionado firmemente no seu lugar. Os segmentos distais

são então pressionados sobre os dentes vestibulares. Se este método de inserção for difícil, pode ser mais fácil colocar o posicionador de dentes primeiro sobre um segmento bucal, seguido dos incisivos e depois do outro segmento bucal.

- Em seguida, o paciente fecha-se lentamente no posicionador de dentes. É importante que o paciente tenha fechado corretamente os maxilares.

Quando o paciente tiver fechado corretamente, é instruído a cerrar o posicionador de dentes. Esta deve ser uma ação de cerrar os dentes, sem forças laterais, pois mastigar para dentro do posicionador desenvolverá rapidamente fissuras e desintegrará o posicionador.

O ajuste do posicionador de dentes é agora avaliado. Todos os dentes devem ser fechados para preencher os espaços no posicionador de dentes. O espaçamento deve estar no local para o qual o movimento dentário é desejado. Os tecidos gengivais não devem branquear. Quando os maxilares estão cerrados. Se ocorrer branqueamento, o posicionador de dentes deve ser aliviado nesse ponto.

As instruções dadas são:

- Antes de inserir o posicionador, certificar-se de que este está molhado com água.
- Colocar o posicionador primeiro nos dentes superiores e depois fechar na secção inferior.
- O posicionador deve ser usado durante toda a noite e, na medida do possível, durante todas as horas do dia. Quanto mais for usado, mais rapidamente se conseguirá o reposicionamento.
- A higiene oral e a massagem das gengivas devem ser mantidas regularmente.[2]

PROBLEMAS E FALHAS COM OS POSICIONADORES DE DENTES:

Gottlieb[13] apresentou um relatório sobre as razões dos insucessos:

- Cooperação: para um clínico inexperiente, a falta de cooperação pode constituir um problema grave.
- Terapia com aparelho fixo inadequada: Gottlieb constatou que a terapia básica com aparelhos fixos deve ser completada, pois há um limite para o que pode ser alcançado com um posicionador de dentes.
- Tamanho dos dentes: Gottlieb descobriu que os posicionadores de dentes não são muito bem sucedidos com dentes invulgarmente pequenos.
- Rotações: Gottlieb descobriu que os posicionadores de dentes só podiam corrigir algumas rotações.

RETENÇÃO:

A Kesling[2] sugere que o posicionador deve ser usado durante o máximo de tempo possível e que mesmo seis anos não é irrazoável. Enquanto o posicionador dentário é usado à noite, os dentes devem permanecer exatamente como estão nos modelos de preparação. **Elsasser et al.**[14] , **McNamara et al.**[15] recomendam seis a oito semanas, seguidas de uma contenção convencional.

UTILIZAÇÕES ALTERNATIVAS DOS POSICIONADORES DENTÁRIOS:

- Para estabilização durante o tratamento ortopédico da escoliose.
- Como tala para a redução de fracturas do maxilar ou da mandíbula.
- Como único aparelho de tratamento.
- Para o tratamento dos tecidos gengivais.
- Para tratamento caseiro com flúor.
- Como um desportista de boca cheia.

Capítulo 3

SISTEMA ESSIX:
APARELHO DE CONTENÇÃO E MOVIMENTAÇÃO DENTÁRIA

O sistema Essix de mecânica de movimentação dentária baseia-se na filosofia de que o ortodontista deve ter controlo suficiente sobre um caso para fazer correcções na cadeira ao longo do tratamento. A movimentação dentária é possível em todos os planos de espaços. Uma vez que isto pode ser feito sem utilizar vários aparelhos personalizados, o custo do fabrico é mínimo.

A movimentação dentária Essix é geralmente prescrita para o paciente adulto com problemas de alinhamento ligeiros a moderados que não quer usar aparelhos fixos. A queixa principal do paciente geralmente diz respeito ao apinhamento dos dentes anteriores, cuja resolução requer espaço na arcada ou no aparelho, ou ambos. A movimentação dentária requer força e espaço.

Existem dois tipos de espaço que devem ser evidentes para a movimentação dentária com o aparelho Essix[1] :-

- Espaço no interior do aparelho.
- Espaço dentro da dentição.

ESPAÇO NO INTERIOR DO APARELHO:

O dente alvo deve ter espaço para se mover. **Crie sempre o espaço antes de fazer os ressaltos.** Qualquer um dos seguintes métodos pode obter este objetivo.

MÉTODO I (figura 2):

Cria uma "bolha" dentro do aparelho, na qual o dente alvo pode mover-se.

Não é necessária nenhuma tríade ou pedra.

Aquecer a ponta de bolha dos Termoplicadores formadores de bolhas.

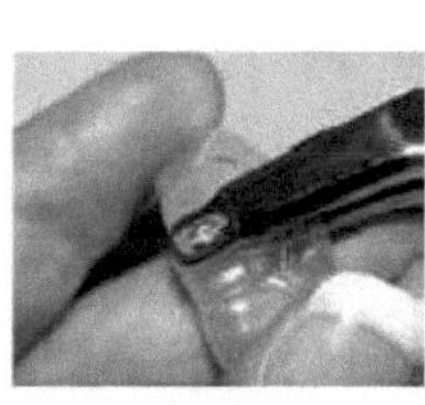
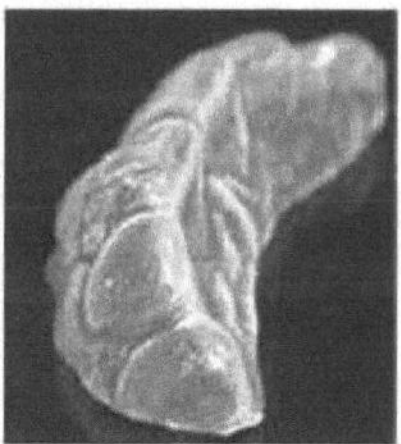

Figura 2 - Bolha dentro do aparelho

Apertar lentamente o alicate na área-alvo do aparelho, começando perto do interproximal.

Trabalhe com o alicate à volta da área para onde o dente se vai deslocar, fazendo com que o plástico se desloque tanto quanto necessário.

Será necessário reaquecer o alicate a cada aplicação, uma vez que este arrefecerá.

MÉTODO II (figura 3):

Cria uma "bolha" dentro do aparelho, na qual o dente alvo pode mover-se. Este método requer Triad ou pedra para conseguir a bolha, e mais tempo para se formar.

Materiais necessários: Acrílico, pedra ou compósito fotopolimerizável

Coloque uma espessura de acrílico, gesso ou compósito fotopolimerizável na superfície do dente alvo no modelo que seja proporcional à quantidade de movimento dentário projetado.

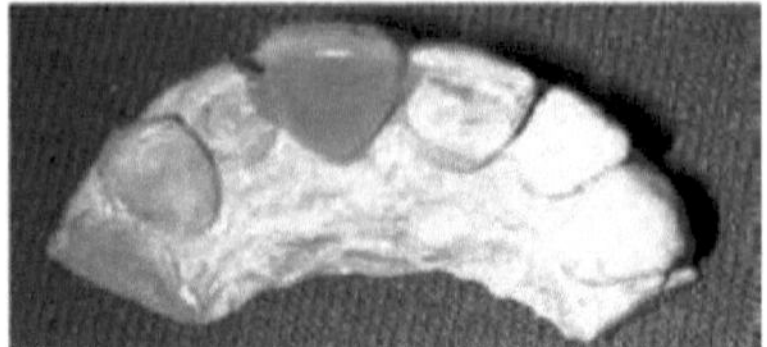

Figura 3 - Tríade ou pedra para atingir a bolha

Isto formará uma bolha no aparelho termoformado.

MÉTODO III (figura-4) :

Cria uma "janela" para o dente alvo se movimentar. É essencialmente um orifício cortado no aparelho.

Materiais necessários: Broca de janela Essix, bisturi ou faca de laboratório

Utilize a *broca Window Bur #18925* para perfurar o interior do aparelho Essix no lado oposto do dente alvo, criando um orifício no qual o dente se irá mover.

Utilize a *faca Lab Knife #18800 ou* o *bisturi* para aparar a janela até aos pontos de contacto e alisar o plástico.

É criada uma janela para o dente se deslocar.

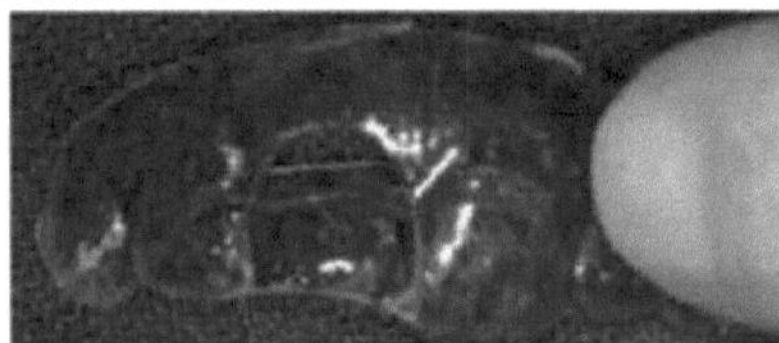

Figura 4 - Janela dentro do aparelho

ESPAÇO DENTRO DA DENTIÇÃO:

A geração de espaço dentro da arcada por meio de extração ou expansão deve ser feita porque a finalização desse caso será difícil para qualquer aparelho plástico de movimentação dentária. Por outro lado, a redução interproximal pode normalmente gerar o espaço necessário para resolver apinhamentos ligeiros a moderados sem alterar as dimensões básicas da arcada ou induzir patologia.

A decapagem com rotor pneumático (ARS) é um procedimento clínico contemporâneo que envolve a utilização de uma peça de mão com turbina de ar para reduzir o esmalte interproximal, com o objetivo de aliviar o apinhamento ligeiro a moderado. O espaço gerado pela ARS pode ser medido em incrementos de 0,10 mm com medidores disponíveis no mercado. Uma orientação conservadora seria remover não mais do que 0,75 mm de esmalte interproximal entre os pontos de contacto dos dentes anteriores e não mais do que 1 mm para os pontos de contacto nas secções vestibulares.

As directrizes sugeridas para a ARS são as seguintes

- Antes da ARS, estabelecer um campo ligeiramente aberto com separadores para melhorar o acesso visual e mecânico à zona de contacto.
- Contornar as superfícies proximais reduzidas para que se assemelhem à morfologia aceitável.
- Acabar as superfícies proximais reduzidas até obter uma suavidade aceitável com um diamante de grão fino.

- Prescrever um gel ou enxaguamento com flúor para complementar o potencial de remineralização das superfícies proximais reduzidas.[16]

GERAÇÃO DE FORÇA NO SISTEMA ESSIX

Com a mecânica de movimentação dentária Essix, o clínico tem a opção de colocar a força em qualquer ponto da superfície da coroa para obter o efeito mais desejável. Se a força for colocada incisalmente, é evidente uma maior inclinação no dente alvo. Se a força for colocada mais gengivalmente, ocorre mais movimento corporal. Se a força for colocada distalmente, ocorre um movimento em torno do eixo vertical mesial. Se a força for colocada mesialmente, ocorre um movimento em torno do eixo vertical distal.

Existem dois sistemas principais para criar uma força de movimentação dentária com um aparelho Essix

- Alicate de termoformagem Hillard
- Mounding

(1) ALICATES DE TERMOFORMAGEM HILLARD :

Os Thermopliers Hilliard para movimentação dentária fornecem força para movimentar os dentes, criando uma projeção diretamente num aparelho Essix.

O alicate pode formar uma projeção num aparelho que induz uma força quando o plástico resiliente volta ao seu estado de repouso. Estas projecções no plástico podem ser modificadas para induzir a força adicional no mesmo aparelho. Estes alicates são capazes de gerar forças que podem mover os dentes em todos os três planos do espaço.

As saliências criadas pelos alicates são sempre feitas em direção à superfície do dente para gerar força. Os alicates térmicos são aquecidos e depois colocados no aparelho Essix na posição desejada do dente.

- As pontas em cunha dos alicates são aquecidas a uma temperatura que irá termoformar o plástico Essix. A fonte de calor recomendada é o *queimador dentário APT II #82580*

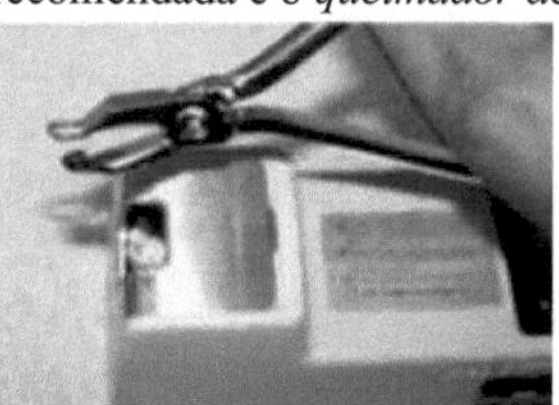

Figura 5 - Queimador dentário APT II #82580

As temperaturas exactas podem ser determinadas por uma leitura digital num *Termómetro Digital Hakko #82591*. A temperatura desejada varia consoante o plástico que está a ser utilizado.

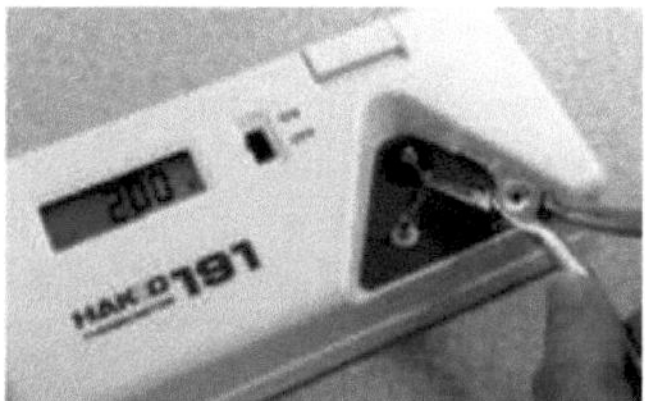

Figura 6 - Termómetro digital Hakko #82591

Quando o alicate estiver aquecido, coloque a ponta no local onde a protuberância está indicada. Aperte lentamente as pegas uma contra a outra. Uma saliência desenvolver-se-á no aparelho.

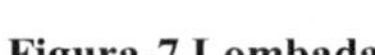

Figura-7 Lombada

O "ressalto" pode ser aumentado em incrementos de 1 mm com o parafuso sextavado fornecido com o alicate, para permitir um maior movimento nas marcações seguintes.

(2) CHOQUE

Um método alternativo único de produzir força é a colagem de um pequeno monte de compósito na superfície do esmalte do dente alvo, em vez de alterar o aparelho Essix. O facto de haver uma projeção termoformada no aparelho ou um monte de compósito no dente alvo faz pouca ou nenhuma diferença biomecânica. Ambos os métodos irão aplicar força no dente alvo à medida que o plástico resiliente retorna ao seu estado de repouso. A vantagem do montículo é uma superfície plástica esteticamente lisa que não é distorcida pela colocação de saliências com alicates aquecidos. Sempre que a profundidade de uma projeção é aumentada, o plástico torna-se mais fino; inversamente, um montículo torna-se mais forte com a colocação de camadas adicionais de compósito nas visitas subsequentes do paciente.

Qualquer combinação destes movimentos pode ser produzida, tornando possível torcer, rodar, mesializar ou distalizar os dentes de forma eficaz, através da colocação estratégica dos montículos de compósito colados e da conceção adequada do aparelho Essix.

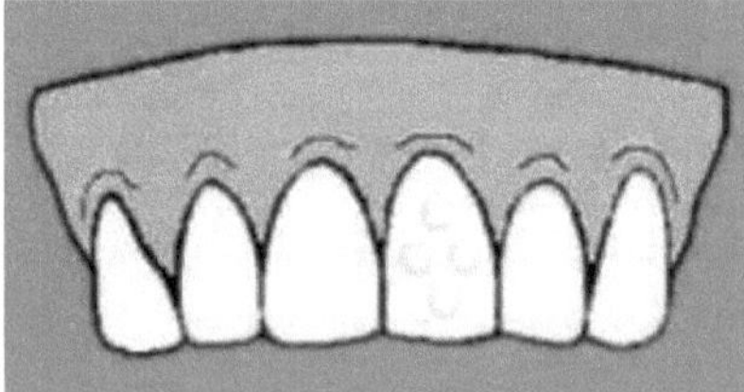

Figura 8- O rebordo de compósito pode ser colocado em qualquer parte da coroa do dente alvo para efetuar vários movimentos dentários.

Procedimento de colocação:

Faça o condicionamento ácido da superfície de esmalte à qual o compósito de contorno vai ser colado. A área gravada não deve ter mais de 2-3mm de diâmetro; não é necessário nem aconselhável gravar toda a superfície do esmalte. Coloque um monte de compósito com 1mm de altura na superfície de esmalte gravada. Isto é feito de forma mais eficiente com uma seringa carregada de compósito. Qualquer compósito de ligação padrão irá misturar-se com a cor do esmalte. A altura do monte de compósito pode ser medida com um medidor de Boley antes e depois da polimerização.

Se necessário, o montículo pode ser rapidamente ampliado através da adição de uma camada de compósito ou reduzido com um disco de lixa. Introduzir na boca o aparelho Essix, previamente termoformado. O aparelho pressiona contra o montículo à medida que regressa ao seu estado de repouso, induzindo um movimento dentário proporcional à altura do montículo. Se o paciente sentir pressão sobre o dente alvo, o tamanho do montículo é geralmente adequado.

Se não for sentida qualquer pressão, adicionar uma pequena quantidade de compósito. Por vezes, o doente pode não sentir qualquer pressão quando o aparelho está assente, mas sentirá uma sensação proprioceptiva de força depois de o aparelho ter sido colocado durante 30 segundos e depois removido. Isto indica que existe uma força adequada para efetuar o movimento dentário. Por outro lado, se a força for tão grande que o aparelho seja difícil de assentar, reduzir a altura do monte com um disco de lixa.

MOVIMENTOS DENTÁRIOS COM SISTEMA ESSIX:

Movimento dos dentes do corpo

- O incisivo bloqueado requer mais espaço do que aquele que pode ser obtido através da remoção das suas superfícies proximais.
- Insira os separadores a um contacto de distância do incisivo bloqueado para criar um campo aberto para um melhor acesso visual. Consultar o doente, no máximo, 5 dias após a colocação.
- Utilizar ARS para criar espaço (0,5 mm -1,0 mm).
- Utilizar separadores (ligeiramente maiores do que na etapa anterior) para mover os dentes para o espaço criado na etapa anterior. Mais uma vez, consulte o paciente no máximo 5 dias após a colocação.
- Utilize o ARS para criar espaço adicional (0,5 mm - 1,0 mm) adjacente ao dente alvo.
- Construir um aparelho Essix sobre o molde de trabalho.

Criar uma janela facial (espaço dentro do aparelho) para que o dente saia da posição de bloqueio

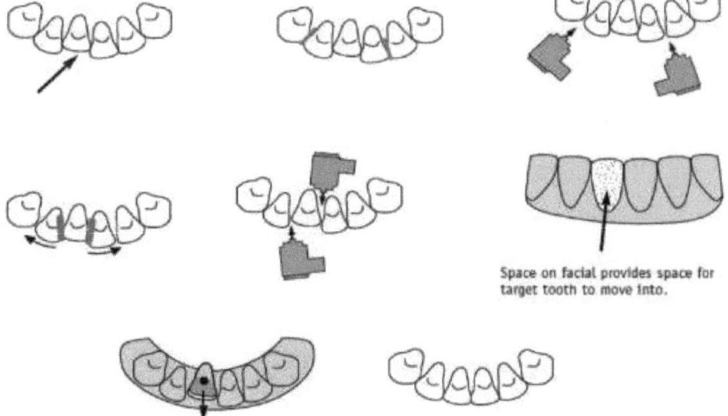

Figura 9 - Movimento dos dentes do corpo

Utilize o alicate Hilliard para criar força em incrementos de 1 mm para mover o dente para a janela facial. O alicate *maxilar n.º 82520* (ponta maior) é utilizado para mover os dentes superiores. O alicate *mandibular #82530* (ponta mais pequena) é utilizado para mover os dentes inferiores.

Recomenda-se a utilização 24 horas por dia, exceto durante as refeições. Os resultados estimados são de 1 mm por mês.

Manter o resultado final com um novo retentor Essix convencional.

Movimento mesio-distal

- *O gel Triad #30009* é colocado no modelo de trabalho no lado do dente em que o movimento lateral deve ocorrer. Isto cria um espaço, como um canal, no termoplástico para o dente se mover quando é criada uma força no lado oposto.
- Esta técnica utiliza os *Termoplicadores Mesial-Distal #82630.*

Se um incisivo central inferior tiver que ser movido para a mesial, *o gel Triad* é colocado na mesial do incisivo no modelo de trabalho. Isto inibe a obstrução do movimento dentário devido ao contacto com o aparelho termoplástico.

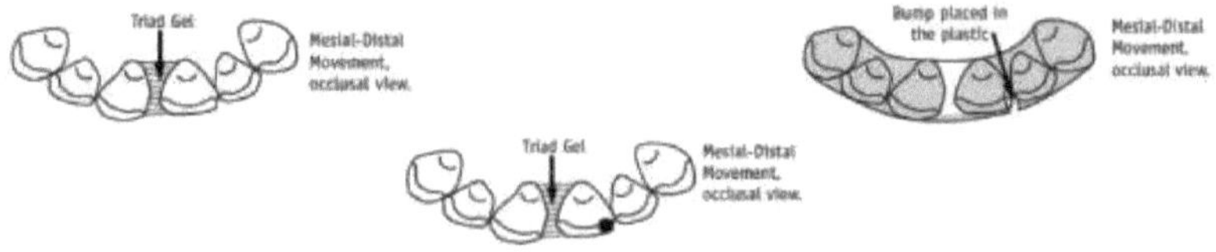

Figura 10 - Movimento Mesiodistal

- A força para o movimento desejado é fornecida por um dos seguintes métodos:

A. Preparação de uma protuberância no gesso na distal do incisivo.

B. Uma protuberância formada no termoplástico com os Termoplicadores Mesial-Distal após o fabrico do aparelho.

- A força adicional de um ressalto maior no termoplástico (quer na inserção quer em ajustes subsequentes) pode ser efectuada com os Termoplicadores Hilliard apropriados.
- A técnica Bubble-Bump permite que vários dentes sejam movimentados ao mesmo tempo na direção mesial-distal. A capacidade de movimentação na direção mesial-distal pode ser combinada com outros movimentos no mesmo aparelho para permitir a movimentação dos dentes nos três planos do espaço.[2]

Rotação

A profundidade e a posição da saliência e do espaço nesta técnica são ditadas pela quantidade e pelo tipo de rotação que o médico pretende. Esta técnica utiliza os *Termoplicadores Microramp #82560.*

- Inserir separadores em ambos os lados do dente para criar um campo aberto para a redução interproximal.
- Utilizar o ARS para criar espaço adicional entre os dentes.

Construir um aparelho Essix sobre o molde de trabalho.

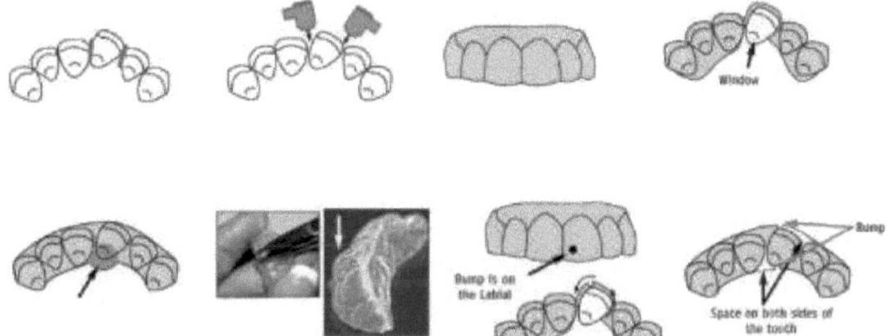

Figura 11 - Rotação

- Criar espaço para que a rotação se desloque através de um dos seguintes métodos:
- Cortar a janela no aparelho com a *broca de janela* #18925 e o bisturi.
- Bloquear o espaço com *Triad* antes de termoformar o aparelho, assim o

o espaço estará contido no retentor

- Utilize os *Termoplicadores de Formação de Bolhas #82590* para criar uma saliência a partir do interior do aparelho Essix. Não são efectuados cortes no aparelho, o que poderia ser uma fonte de irritação para a língua.

Para rotação mesial-lingual de uma central superior (apenas de um lado) -

- O aspeto mesial do dente deve ser rodado e a superfície disto-labial deve permanecer estável.
- Uma porção de 10% do disto-lingual não deve ser incluída no espaço para a rotação. O ressalto é colocado na mesio-labial do aparelho.
- A superfície disto-lingual actua como uma dobradiça, permitindo que apenas a porção mesio-labial do dente rode.

Rotação dos dois lados do arco

- Para poder rodar a partir das superfícies lingual e vestibular do dente, é necessário espaço em ambos os lados. Da mesma forma, também é necessário um ressalto em ambos os lados do dente.[2]

Torqueamento

- Construir um aparelho Essix sobre o molde de trabalho.
- Criar espaço para que o dente se mova deixando uma tampa de bordo incisal.

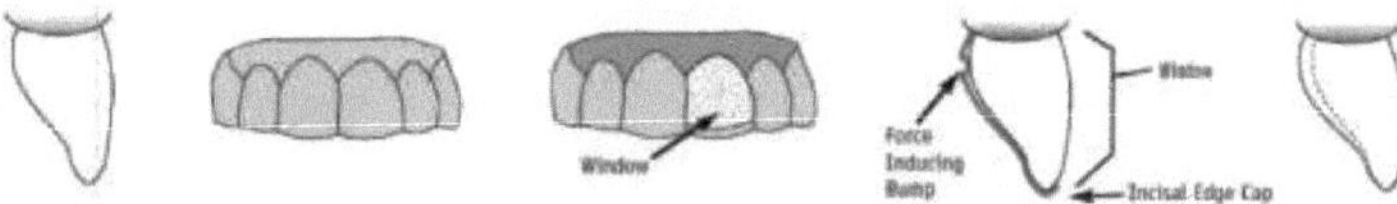

Figura 12 - Torqueamento

- Utilizando o *alicate para maxilares #82520*, coloque uma saliência de 1 mm junto ao bordo gengival.

(Para dentes inferiores, utilize o *alicate mandibular #82530*.) Utilize o *alicate de micro-rampa #82560* para induzir um ressalto perto da margem gengival se os *alicates maxilar* e *mandibular* forem demasiado espessos.[2]

Gorjeta

Construir um aparelho Essix sobre o molde de trabalho.

Criar espaço para o dente se mover.

Certifique-se de que a tampa incisal também é cortada, mas o ponto de contacto gengival permanece.

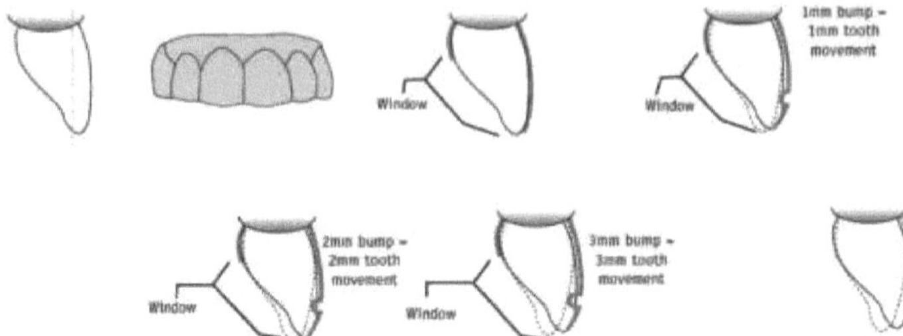

Figura 13 -Tipping

- Utilizando o *alicate Maxilar #82520,* coloque uma saliência de 1mm perto da borda incisal. (Para dentes inferiores, utilizar o alicate *mandibular #82530.*) Utilizar o *alicate de micro-rampa #82560* para induzir uma saliência perto da margem incisal, se os *alicates maxilar* e *mandibular* forem demasiado grossos.
- Aumentar a profundidade do ressalto original nas visitas subsequentes para um movimento adicional dos dentes. Utilize o ajuste do parafuso sextavado no alicate para o fazer.[17]

Intrusão anterior

Para intruir um dente com o aparelho Essix, é necessário criar um relevo nas superfícies lingual e vestibular do dente alvo no aparelho. Em seguida, é criado um ressalto na superfície oclusal do dente alvo. O objetivo é exercer uma força leve e contínua sobre o dente alvo, em vez de uma pressão forte. O relevo permite que isso aconteça. O *gel Triad #30009* é adicionado ao modelo de trabalho para proporcionar este alívio.

Os ajustes de intrusão funcionam bem num único dente. É possível intruir dois dentes ao mesmo tempo, mas torna-se progressivamente mais difícil assentar o aparelho se mais de dois dentes forem intruídos ao mesmo tempo.

Pode ser necessário aumentar a retenção do aparelho Essix se a retenção não for suficiente.

O caminho para o dente que vai ser intruído tem de estar livre de obstruções. Poderá ser necessário utilizar ARS, separadores ou movimentar o dente antes de efetuar a moldagem para o fabrico do aparelho de intrusão

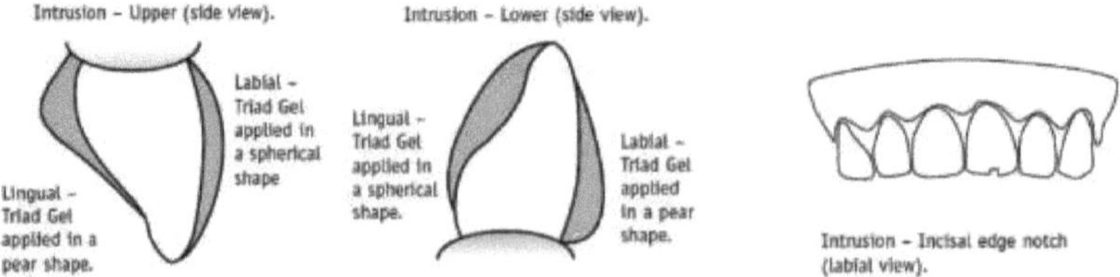

Figura 14- Intrusão anterior

- Se for necessário intruir um dente superior, *o gel Triad* é adicionado numa forma esférica na vestibular e numa forma de pera na lingual para ajudar a evitar a interferência com os dentes anteriores inferiores.
- Se for necessário intruir um dente inferior, *o gel Triad* é adicionado em forma de pera na vestibular

e uma forma esférica na superfície lingual.

- O dente alvo é entalhado no modelo de trabalho (1 mm a 2 mm de profundidade) para gerar a força intrusiva na direção gengival.
- Para uma intrusão mais eficaz de um determinado dente, o aparelho de intrusão deve ser usado a tempo inteiro ou tanto quanto possível, de modo a manter uma força leve e contínua sobre o dente.
- Na consulta seguinte, é preparada uma pequena janela na lingual do aparelho para que os *Micro-ramp Thermopliers #82560 possam* ser inseridos para efetuar o ajuste adicional da intrusão.[16]

TERMOSEALIZAÇÃO:

O dilema de combinar a flexibilidade anterior e a estabilidade posterior num só aparelho foi resolvido com a termosselagem, um processo em que duas folhas de plástico são unidas termicamente e um compósito rígido é selado entre elas. Esta modificação expande as aplicações do Essix para incluir aparelhos de hábito, aparelhos de estabilização posterior, mantenedores de espaço e planos de mordida, enquanto mantém as vantagens do volume anterior mínimo (menos de 0,5 mm), invisibilidade e baixo custo[18] .

Embora o sistema Essix tenha surgido como um aparelho de plástico para movimentar os dentes, está completamente dependente da adesão do paciente. O sistema Essix pode não ser frutífero se o paciente apresentar uma higiene deficiente e uma atitude negligente relativamente ao tratamento. Qualquer aparelho de plástico que cubra alguns ou todos os dentes é, de facto, uma moldeira. Quando as bebidas ácidas são retidas no aparelho, este torna-se uma fossa que contém ácido, tornando o esmalte suscetível de desmineralização.

Além disso, se um aparelho de plástico de cobertura total for usado para movimentar dentes, ou for usado como retentor a tempo inteiro por períodos prolongados, ele deve ser equilibrado. Se não for equilibrado, pode causar contactos oclusais prematuros significativos nos dentes posteriores e, por sua vez, induzir uma mordida aberta anterior. Embora o sistema Essix tenha afirmado realizar a maioria dos movimentos dentários, a sua eficiência e eficácia em relação aos aparelhos fixos não pode ser comparada.

No entanto, com uma seleção adequada de casos, particularmente em pacientes adultos com problemas de alinhamento ligeiros a moderados, o sistema Essix pode constituir uma boa técnica alternativa na bolsa do ortodontista.

Daniel Cassarella, Jason Pair[19] (2011) utilizaram com sucesso um aparelho Essix* seccionado para fechar um diastema da linha média maxilar recidivado num paciente adulto.

O procedimento é o seguinte:

1. Fabricar uma moldeira Essix de canino a canino superior (tipo ACE) como habitualmente. Seccionar a moldeira no terço mesial de cada incisivo central para criar moldes separados à esquerda e à direita. Arredondar os bordos mesiais para conforto do paciente.
2. Com um bisturi, criar pontos de fixação em forma de seta para um elástico (1/8", 4oz) nas regiões dos incisivos laterais.
3. Pedir ao doente para usar as moldeiras com o elástico o mais próximo possível do tempo inteiro.
4. Efetuar a redução interproximal se a morfologia do dente, a ponta da coroa, o contorno gengival ou o nível de fixação o exigirem. O stripping foi efectuado no terço oclusal mesial dos incisivos centrais após quatro semanas de tratamento para eliminar um triângulo preto na

linha média.

Neste caso, após o fecho do diastema, foi colocada uma contenção 2-2 (fio torcido Wildcat** de 0,0175") para evitar a recidiva. O tempo total de tratamento foi de 10 semanas.

O processo Invisalign

O processo Invisalign envolve várias etapas. O primeiro passo é a obtenção de registos completos do paciente por parte do ortodontista responsável pelo tratamento. Uma vez recebidos na Santa Clara, os registos passam por uma série de etapas, desde a digitalização até à configuração do caso e, em seguida, voltam ao médico para uma revisão chamada Clincheck. O processo de manipulação dos movimentos dentários virtuais fica concluído quando o clínico aprova o Clincheck. Assim que o Clincheck é aprovado, os alinhadores são processados e enviados para o médico.

Impressão em Polivinil Siloxano (PVS):

Um componente essencial do processo Invisalign é obter uma representação exacta dos dentes. O PVS foi escolhido porque proporcionava o maior grau de exatidão e estabilidade. Estão atualmente em curso testes para avaliar um material à base de alginato que possa proporcionar a precisão e a estabilidade do PVS, permitindo simultaneamente um manuseamento mais fácil e mais eficiente.

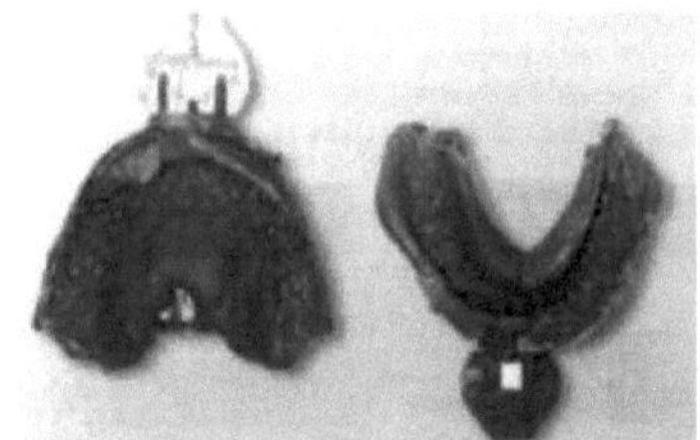

Figura 15 Impressão PVS numa etapa

Capítulo 4

VISÃO GERAL DA TÉCNICA INVISALIGN

DIGITALIZAÇÃO:

As impressões em PVS são vertidas em gesso dentário e revestidas com epóxi e uretano. Os modelos são digitalizados de forma destrutiva com lâminas rotativas que efectuam várias passagens sobre o modelo revestido a epóxi. Após cada passagem, é captada uma imagem da superfície recentemente raspada. Um computador ligado ao scanner reúne os dados digitalizados para criar uma reconstrução tridimensional dos modelos. Atualmente, as impressões são digitalizadas diretamente através de um scanner de tomografia computorizada, contornando assim as etapas de vazamento e revestimento dos modelos. Este método aumentou consideravelmente a eficiência do processo de digitalização.

REGISTO DE MORDIDAS:

Para captar com precisão a oclusão das duas arcadas em conjunto, é necessário um registo da mordida. O registo da mordida baseia-se na oclusão cêntrica, uma vez que não está atualmente disponível um tipodent virtual com um eixo de articulação virtual. O registo oclusal adequado das duas arcadas é criado utilizando material de registo de mordida.

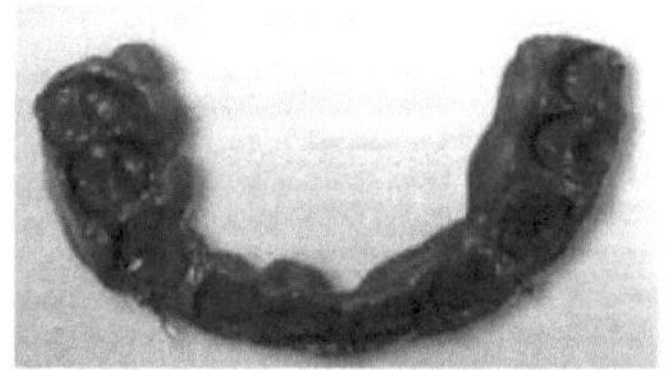

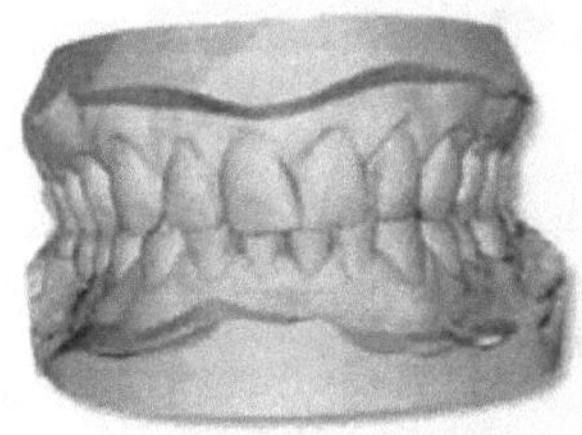

Figura 16 Registo PVS
Figura 17 Registo da mordida

TRATAR O SOFTWARE:

Depois de a mordida ter sido estabelecida, um técnico de ortodontia virtual Invisalign utiliza um software para cortar os modelos virtuais e separar os dentes, permitindo assim que sejam movidos individualmente.

No início de 1997, a componente de software do Invisalign foi dividida em duas partes: CLIPPER e ALIGNER. O pacote **clipper** permite ao utilizador cortar um modelo dentário virtual em várias peças, cada uma representando um dente. O pacote do alinhador pega no modelo virtual criado pelo clipper e permite ao utilizador mover os dentes para a posição final. O alinhador também define como os dentes se irão mover para essas posições ao longo do tempo.

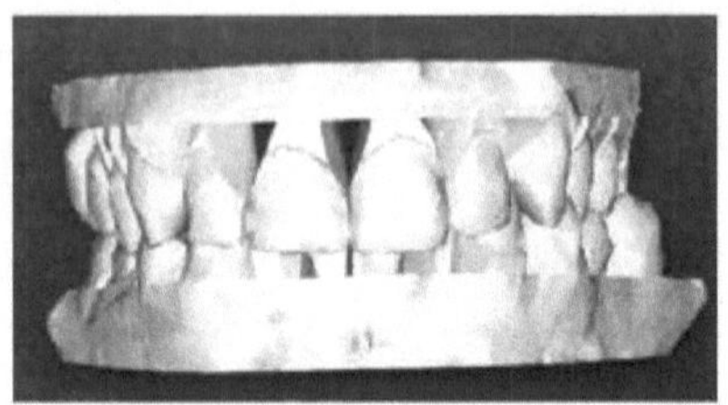

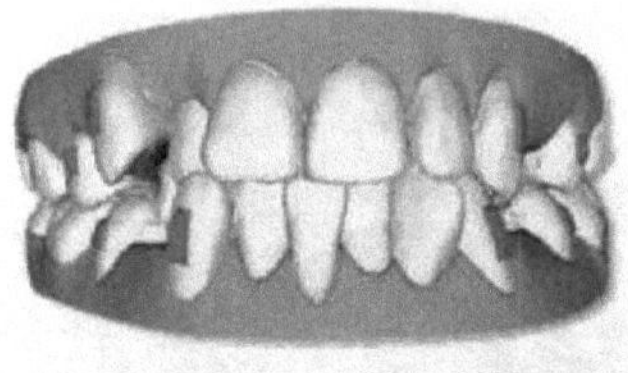

Figura 18. Imagem inicial com gengiva nova
Figura 19. Imagem atual com gengiva virtual

Agora a funcionalidade do CLIPPER e do ALIGNER estão combinadas numa única aplicação chamada TREAT. Com o crescimento do Invisalign, a tecnologia Align reconheceu a necessidade de envolver o profissional no processo de desenho do tratamento. Para isso, foi criada uma nova aplicação chamada CLINCHECK. Permitirá ao profissional visualizar virtualmente os resultados do tratamento e dar feedback ao técnico sobre a necessidade de melhorar o processo de conceção. Depois de o caso estar configurado e preparado, com base na prescrição do clínico, os dados virtuais são convertidos num ficheiro Clincheck que pode ser enviado eletronicamente para o Virtual Invisalign Practice (VIP) do clínico para revisão. Depois de rever o ficheiro Clincheck, o médico pode aceitá-lo ou modificá-lo, fornecendo instruções através do website VIP.

PRODUÇÃO DE ALINHADORES:

Assim que o clínico aprova o Clincheck, as imagens tridimensionais do computador são convertidas em modelos físicos utilizando um processo designado por prototipagem rápida. Especificamente, a litografia estéreo é a tecnologia de prototipagem rápida utilizada para criar os modelos. Estes modelos são utilizados para fabricar os alinhadores numa máquina de moldagem por pressão Biostar (schue - dental).

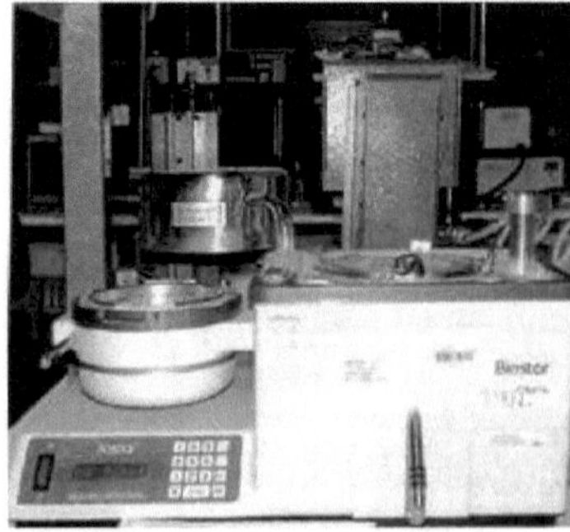

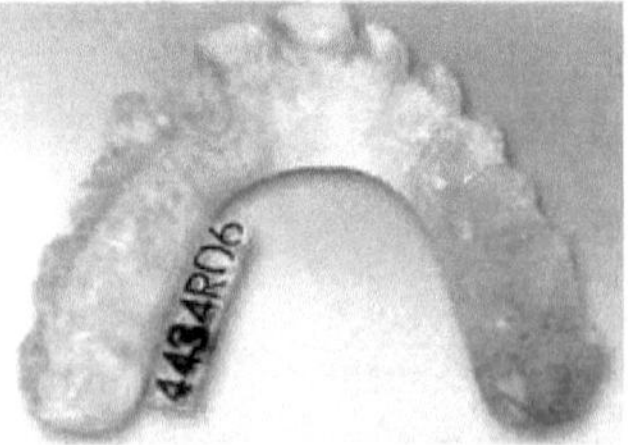

Figura 20. Máquina Biostar Figura 21. Modelo de estereolitografia

O conceito de mover os dentes com aparelhos transparentes já existe desde 1926. A tecnologia Align é a primeira empresa a incorporar tecnologia moderna de forma a tornar este conceito numa opção de tratamento ortodôntico exequível, viável, eficiente e eficaz. O processo Invisalign tem evoluído e melhorado desde 1997 e ainda hoje continua a mudar e a adaptar-se para melhor satisfazer as necessidades dos clínicos e dos seus pacientes.[1]

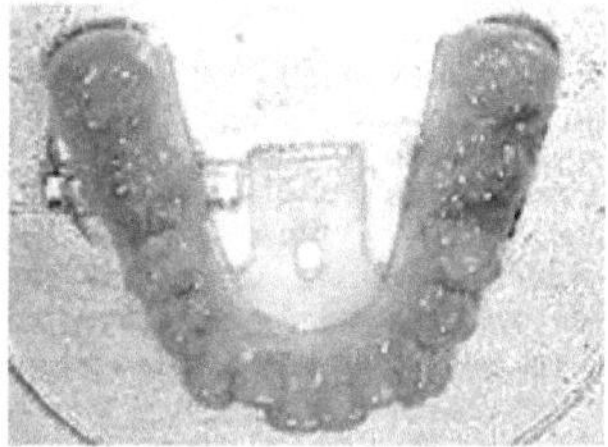

Figura 21. Alinhador formado por pressão sobre o modelo estereolitográfico

Capítulo 5

MATERIAL DE IMPRESSÃO E RESPECTIVA NORMA DE QUALIDADE PARA O ALINHADOR

Os materiais de moldagem são utilizados para registar com precisão as dimensões e as relações espaciais dos tecidos orais. Os materiais utilizados para produzir réplicas exactas dos tecidos intra-orais devem cumprir os seguintes critérios para obter uma impressão exacta[20] :

- Devem ser suficientemente fluidos para se adaptarem aos tecidos orais
- Devem ser suficientemente viscosos para ficarem contidos no tabuleiro que está colocado no
boca
- Na boca, devem transformar-se num sólido borrachoso ou rígido num período de tempo razoável
- A impressão de conjunto não deve distorcer ou rasgar quando removida da boca
- As impressões feitas com estes materiais devem permanecer dimensionalmente estáveis, pelo menos até o molde ser vazado
- O material de moldagem deve manter a sua estabilidade dimensional após a remoção de um molde, de modo a que um segundo ou terceiro molde possa ser efectuado a partir do mesmo molde
- Os materiais associados ao equipamento de processamento e ao tempo de processamento devem ser rentáveis.

Os materiais de moldagem hidrocolóides de alginato têm sido utilizados durante muitos anos em ortodontia para produzir modelos de estudo. No entanto, para aumentar a precisão e a durabilidade das moldagens da arcada completa, são utilizados materiais elastoméricos. As características desejáveis do material de moldagem elastomérico incluem[21] :

- Consistências adequadas para a técnica pretendida
- Facilidade de utilização
- Falta de sabor ou odor
- Humidificação dos tecidos sem bolhas
- Ajuste rápido para minimizar a distorção na boca
- Flexibilidade
- Elevada recuperação elástica aquando da remoção da boca
- Excelente reprodução de pormenores
- Facilidade de desinfeção
- Estabilidade dimensional a longo prazo.

Os registos em cera são tradicionais, mas são susceptíveis de distorção quando são removidos da boca e durante o armazenamento[22] . O material elastomérico de registo de mordida oferece uma maior precisão e estabilidade dimensional. As características desejáveis dos materiais de registo de mordida elastoméricos são

- Facilidade de utilização
- Tempo de trabalho adequado
- Resistência à deformação
- Estabilidade dimensional a longo prazo[22] .

TIPOS, COMPOSIÇÃO E ENQUADRAMENTO:

SILICONES:

Os materiais de silicone de adição são frequentemente designados por materiais de impressão de POLI VINIL SILOXANO. É o material de impressão mais utilizado nos consultórios dentários. Estão disponíveis sob a forma de duas pastas ou massas, uma das quais é a base e a outra é o catalisador.

- A pasta de base - polimetil-hidrogénio-silicone outros pré-polímeros de siloxano enchimentos de silicone híbrido.
- A pasta catalisadora - divinilpolidimetilsiloxano outros pré-polímeros de siloxano ativador de sais de platina cargas retardadoras.

O polímero da reação de adição é terminado com grupos vinílicos e é reticulado com grupos híbridos activados pelo catalisador de sal de platina. Não se desenvolvem subprodutos da reação, desde que sejam mantidas as proporções correctas de silicone vinílico e silicone híbrido e não existam impurezas. No entanto, a reação secundária entre a humidade e os híbridos residuais do polímero de base pode levar ao desenvolvimento de gás hidrogénio. Embora tecnicamente não seja um subproduto, o gás hidrogénio libertado pelo material de presa pode resultar em vazios pontuais nos moldes de gesso que são vertidos logo após a remoção da impressão da boca. Os fabricantes adicionam frequentemente um metal nobre, como a platina ou o paládio, para atuar como eliminador do gás de hidrogénio libertado. Outra forma de compensar o gás de hidrogénio é esperar uma hora ou mais antes de verter a impressão. Além disso, os materiais de impressão de silicone são **hidrofóbicos** por natureza. Qualquer distorção ou perda de /nas margens da impressão é provavelmente causada pela humidade não detectada presente na área a ser replicada. É adicionado um tensioativo não-iónico à pasta para tornar a superfície da impressão **hidrofílica**. Este tensioativo migra para a superfície do material de impressão e tem o seu segmento hidrofílico orientado para a superfície. Este fenómeno permite que o material de moldagem molhe mais facilmente os tecidos moles e aumenta a capacidade dos produtos de gesso para captar o máximo de detalhes quando vertidos para uma moldagem. A contaminação com enxofre das luvas de látex natural inibe a fixação dos materiais de moldagem de silicone de adição[23] . Algumas luvas de vinil também podem ter o mesmo efeito devido ao estabilizador com enxofre utilizado no processo de fabrico. A contaminação é tão generalizada que tocar no dente com a luva antes de assentar a impressão pode inibir a fixação da superfície crítica junto ao dente. Esta inibição da reação de polimerização produz uma grande distorção. Devem ser utilizadas luvas de vinil sem enxofre para evitar a contaminação. Os dentes e os tecidos moles podem ser enxaguados com clorexidina a 2% para remover contaminantes, se necessário[24] .

POLIETILENOS:

O material elastomérico de poliéter foi introduzido na Alemanha no final da década de 1960. Está disponível em consistências ligeiras, médias e pesadas. As borrachas de poliéter são fornecidas sob a forma de duas pastas,

- A pasta de base - o polímero de poliéter sílica coloidal como plastificante de enchimento, tal como glicoléter ou ftalato.
- A pasta aceleradora - plastificante de enchimento de sulfonato alquil-aromático.

É curado por uma reação entre anéis de aziridina, que se encontram na extremidade de moléculas de poliéter ramificadas. A cadeia principal é um copolímero de óxido de etileno e tetra-hidrofurano. A ligação cruzada e a fixação são efectuadas por um iniciador, um éster de sulfonato aromático. Este produz ligações cruzadas pela polimerização catiónica através dos grupos terminais de imina.

A mistura pode ser efectuada à mão, utilizando uma pistola de mistura automática com ponta de mistura estática ou utilizando um misturador dinâmico de bancada. Não existe qualquer subproduto volátil durante a polimerização do poliéter. A contaminação com água pode causar uma expansão do material de presa e deve ser evitada.

ALGUNS:

Os materiais de impressão de alginato podem ser misturados à mão ou numa máquina de mistura. Como os alginatos são hidrogéis, encolhem durante o armazenamento devido à sinérese e à evaporação. A desinfeção pode ser efectuada por pulverização ou imersão.

Carl T. Drake et all[25] (2012) examinaram o papel da fadiga do material do alinhador in vivo e factores específicos do sujeito no movimento dentário. Eles descobriram que a fadiga do material não desempenha um papel significativo na taxa ou quantidade de movimento dentário.

PROPRIEDADES DA IMPRESSÃO ELASTOMÉRICA MATERIAIS E SUA RELEVÂNCIA CLÍNICA

Várias propriedades físicas e mecânicas afectam a atuação dos materiais de impressão.[21,22]

TEMPOS DE TRABALHO E DE FIXAÇÃO

O tempo de trabalho é a medida do tempo máximo disponível antes de a impressão ser colocada na boca. O tempo de presa é a medida do tempo que a impressão tem de permanecer na boca antes de poder ser removida. Um conjunto de encaixe minimiza a distorção enquanto a impressão está na boca. Uma ligeira melhoria na exatidão pode resultar do facto de se deixar a impressão na boca durante mais 30 segundos do que o recomendado pelo fabricante.

REPRODUÇÃO PORMENORIZADA E MOLHABILIDADE

A reprodução detalhada é influenciada pela viscosidade do material de impressão e pela sua capacidade de molhar as estruturas dentárias e os tecidos moles, especialmente na presença de humidade. Uma humidificação deficiente resulta em bolhas e espaços vazios. É adicionado um tensioativo não iónico à pasta de silicone Addition para tornar a superfície da impressão hidrofílica. Os poliéteres são naturalmente hidrofílicos. Em geral, os materiais de impressão de corpo leve proporcionam uma melhor reprodução de pormenores do que outras consistências.

FLEXIBILIDADE

A flexibilidade é uma medida da facilidade de remoção da impressão da boca. Uma impressão que seja rígida pode ficar presa em reentrâncias na estrutura oral e ser difícil de remover.

RECUPERAÇÃO ELÁSTICA

Quando uma impressão é removida da boca, é sujeita a tensões de compressão e de tração que podem resultar em deformação. A moldagem preparada deve ser suficientemente elástica para regressar às suas dimensões originais com uma distorção mínima (<2%).

ESTABILIDADE DIMENSIONAL

Quando um material de moldagem assenta, ocorrem alterações dimensionais e estas alterações podem aumentar durante o tempo de armazenamento da moldagem. A contração do silicone de adição e do poliéter é semelhante às 24 horas. Após 1 semana, a contração do silicone de adição não se altera muito, enquanto a contração do poliéter aumenta. O silicone de adição é suficientemente estável para que se possa efetuar um segundo molde de gesso após várias semanas.

MANIPULAÇÃO DE MATERIAL DE IMPRESSÃO ELASTOMÉRICO

Para obter uma impressão de qualidade, é necessário adotar várias medidas.

CRITÉRIOS DE QUALIDADE IMPRESSÃO	DICAS DE RESOLUÇÃO DE PROBLEMAS
Impressão uniformemente misturada	Certifique-se de que as pontas dispensadoras do cartucho de mistura automática estão abertas.
Impressão suportada pelo tabuleiro	Certifique-se de que o material de impressão está uniformemente distribuído no tabuleiro. Se necessário, alargar o tabuleiro com cera.
Sem defeitos visíveis	Certifique-se de que não existem vazios ou rasgões.
A impressão adere ao tabuleiro	Aplicação de um adesivo adequado. Certifique-se de que a impressão não se soltou do tabuleiro.

SELECÇÃO DO TABULEIRO:

Deve ser selecionado um tabuleiro com as dimensões e a extensão adequadas. A moldeira pode ser alargada com cera, se necessário. Certifique-se de que a moldeira permite espaço para 2 a 4 mm de material de impressão. É desejável uma moldeira rígida para minimizar a distorção durante o procedimento de moldagem. O sistema Invisalign fornece moldeiras maxilares e mandibulares em plástico.

ADESIVO DE BANDEJA:

Tanto os materiais de impressão de silicone de adição como os de poliéter requerem um adesivo de moldeira para moldes de metal e plástico. Os adesivos variam consoante o tipo de material de impressão e não são intermutáveis. A utilização do adesivo de moldeira pode minimizar a distorção quando a impressão é removida da boca. Deve deixar-se secar o adesivo da moldeira antes de se adicionar o material de moldagem.

TÉCNICA DE IMPRESSÃO:

- Técnica de uma etapa (monofásica): As viscosidades médias de poliéter e silicone de adição são frequentemente utilizadas para a técnica monofásica ou de viscosidade única. Uma parte do material misturado é colocada na moldeira e outra parte é colocada na seringa. A propriedade de diluição por cisalhamento da consistência monofásica permite que o material de moldagem seja colocado na moldeira com um mínimo de abatimento.
- Técnica de mistura dupla (moldeira/lavagem): É injetado um material de lavagem à volta dos dentes utilizando uma seringa e é colocada a moldeira preenchida com um material de corpo pesado.
- Técnica de duas etapas (moldeira/lavagem): É efectuada uma moldagem preliminar com o material de corpo pesado com um espaçador de celofane por cima. Após a remoção do espaçador, é adicionado material de lavagem à moldagem preliminar para a moldagem final. A melhor precisão pode ser obtida utilizando a técnica de moldeira/lavagem.

REMOÇÃO E CORTE DE IMPRESSÕES

Antes de a moldagem poder ser removida, o selamento deve ser quebrado na área posterior. Não remover a moldeira demasiado cedo para minimizar a distorção. Remover a moldeira com um movimento uniforme para minimizar a distorção. Não balançar ou torcer a moldeira. A área não suportada das impressões deve ser aparada.

REGISTO DE MORDIDAS

A adição de material de registo de mordida de silicone é injectada utilizando uma seringa com uma ponta larga. A utilização da moldeira melhora a precisão. Evitar a utilização de material de registo de mordida em excesso para minimizar o ressalto. O tempo de presa dos materiais de registo de mordida de silicone de adição varia entre 40 e 60 segundos. Aparar cuidadosamente, uma vez que o material é frágil[24] .

DESINFECÇÃO DE MOLDES

Existe uma variedade de desinfectantes disponíveis, como glutaraldeído neutro, glutaraldeído acidificado, glutaraldeído fenolado neutro, fenol, iodóforo e dióxido de cloro. Além disso, as impressões de silicone podem ser desinfectadas por imersão em gluraldeído (solução a 2%)[5] . As impressões de poliéter podem mudar de dimensão com a imersão em alguns desinfectantes, pelo que apenas são recomendados períodos curtos (2-3 min) em desinfectantes de tipo cloro para as impressões de poliéter.

Após a digitalização da impressão, esta é inspeccionada pelos técnicos da Align. Os técnicos recebem formação e efectuam testes de acordo com protocolos e normas específicos. Algumas das principais áreas que são avaliadas incluem as seguintes:

- A impressão estende-se mais de 2 mm para além da margem gengival livre (junção cemento-esmalte se houver recessão) nas superfícies vestibular e lingual.
- As distorções, bolhas, espaços vazios e rugas dos dentes são remodelados se tiverem menos de 2-3 mm, dependendo da localização, e se os contornos circundantes forem claramente visíveis. Para restaurar adequadamente a anatomia correcta, são essenciais fotografias intra-orais de alta qualidade fornecidas pelos clínicos responsáveis pelo tratamento.
- A captura incompleta de molares terminais pode ser resolvida aparando a porção distal do dente, o que elimina a parte do dente onde se encontra a distorção. Isto só pode ser possível se o plano de tratamento delineado na ficha de prescrição e diagnóstico o permitir. Por exemplo, o molar distorcido pode ser aparado se não houver

se for pedida distalização, se não for pedida extração de pré-molar, se o caso for apenas para tratamento anterior, se a arcada não for tratada ou se a prescrição indicar extração de dente distorcido.

- Se a arcada não for tratada, podem ser aceites distorções mais significativas, uma vez que a arcada oposta está a ser utilizada para definir a relação oclusal da mordida.[26]

Fazer a moldagem em Polivinil Siloxano (PVS) é a fase mais crítica do processo de tratamento. Uma boa moldagem ajuda a garantir a identificação correcta da anatomia do dente e o fabrico de alinhadores corretamente ajustados.

Capítulo 6

MATERIAIS DE ALINHAMENTO

Existem mais de 30 empresas em todo o mundo que produzem alinhadores transparentes. Todas elas produzem alinhadores transparentes, mas diferem no seu modo de fabrico e nomenclatura para nomes diferentes como **Invisalign,** K Line, Red Blue & white, Simpli 5 (ORMCO), Clear Guide, Clear Path, Clear Correct, Clear Choice, etc.

Invisalign

Os alinhadores Invisalign são transparentes e, por isso, discretos. São suficientemente fortes e flexíveis para serem **confortáveis de** usar durante o dia, bem como quando dorme à noite. As vantagens adicionais incluem uma higiene oral fácil e sem restrições alimentares, uma vez que as moldeiras de alinhamento de última geração são amovíveis.

Os alinhadores ou moldeiras Invisalign são feitos de plástico de qualidade médica: poliuretano de metileno difenil diisocianato e 1,6-hexanodiol para ser exato. A Farmacopeia dos Estados Unidos ou USP é a farmacopeia oficial dos Estados Unidos. As normas da USP para dispositivos médicos e receitas médicas têm de ser cumpridas e os materiais Invisalign demonstraram ser biocompatíveis para utilização humana na cavidade oral.

As moldeiras Invisalign são fabricadas numa unidade de fabrico médica de alta tecnologia e altamente controlada que utiliza robôs especializados para moldar e esculpir cada moldeira personalizada com **precisão** de laser. Quando as suas moldeiras estiverem prontas, ser-lhe-á entregue uma série de moldeiras e instruções de utilização e cuidados. Cada moldeira deve ser usada, no mínimo, 20-22 horas por dia durante duas semanas, sendo depois trocada pela moldeira seguinte da série. Cada alinhador é marcado com números permanentes para que não se confunda com o alinhador que deve usar.

Invisalign SmartTrack

No entanto, a inovação do Invisalign não se fica por aqui. Uma das suas mais recentes melhorias, o Invisalign SmartTrack, leva o endireitamento dos seus dentes a um nível totalmente novo.

O SmartTrack é o material melhorado utilizado para os alinhadores transparentes Invisalign, ajudando-o a endireitar os seus dentes de forma mais eficaz, ao mesmo tempo que reduz o desconforto. Os alinhadores têm de se esticar sobre os dentes, mas regressam à sua forma original, pelo que corrigem eficazmente a má oclusão.

O SmartTrack responde a esta necessidade melhorando a elasticidade do material anterior, de modo a que os alinhadores mantenham o seu ajuste confortável durante todo o tempo de tratamento.

O AJUSTE MAIS EXACTO:

O material flexível do SmartTrack adapta-se com maior precisão à morfologia dos dentes, aos encaixes e aos espaços interproximais, o que permite *um melhor controlo* do movimento e do acabamento dos dentes. Um material altamente elástico que proporciona uma força suave e mais constante para melhorar o controlo dos movimentos dentários Desfrute da forma como o material dos alinhadores permite removê-los para as refeições e escovagens, mas é suficientemente forte para manter a pressão suave necessária para mover os dentes.

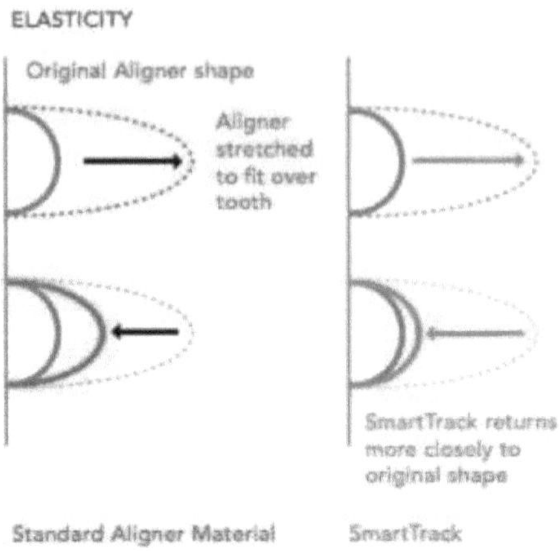

Figura 22. O material anterior tinha tendência para perder a sua resistência elástica nos primeiros dias

quando os pacientes utilizaram o Invisalign SmartTrack em vez dos alinhadores Invisalign anteriores, relataram...

- Uma redução da intensidade da dor.
- Uma redução da duração da dor sentida.
- Uma redução da pressão sentida quando colocavam os alinhadores.

Como benefício adicional, 50% dos pacientes referiram que o SmartTrack melhorou o seu conforto geral durante o tratamento.

Alinhador K-Line

A K- Line utiliza uma mistura especial de TPU (poliuretano termoplástico) + PC (policarbonato) + PETG (politereftalato de etileno glicol)

Propriedades do TPU:

- Resistência à abrasão
- Desempenho a baixas temperaturas
- Propriedades mecânicas combinadas com elasticidade semelhante à da borracha
- Resistência ao cisalhamento
- Elasticidade
- Transparência
- Resistência a óleos e gorduras

Propriedades do PC:

- Duradouro
- Elevada resistência ao impacto, baixa resistência aos riscos
- Altamente transparente à luz visível
- Pode sofrer grandes deformações plásticas sem rachar ou partir

Alinhador ClearCorrect

O material do alinhador é feito de zendura, uma formulação personalizada de poliuretano de qualidade médica. Que é biocompatível.

Zendura é amplamente reconhecido como o material termoplástico de referência para o

tratamento com alinhadores transparentes. É um material de nova geração.
A Bay Materials recomenda a utilização de uma máquina de moldagem por pressão (como a Biostar, Ministar ou Drufomat) para a termoformagem do plástico Zendura.
Os modelos incluídos em cada remessa de alinhadores são fabricados a partir de VeroDent, um fotopolímero biocompatível concebido pela Object especificamente para aplicações dentárias.

Guia claro

O software de fácil utilização da Insignia é uma ferramenta de diagnóstico útil.
A auto-verificação a meio do tratamento com o Heat N Bite assegura resultados de tratamento previsíveis a tempo. O desenho final do sorriso pode ser visualizado no software antes do tratamento.
Opções de tratamento flexíveis e económicas disponíveis com opções de arcada simples ou dupla.
O material exclusivo do alinhador elimina as estrias de fabrico, resultando em alinhadores altamente estéticos e verdadeiramente transparentes.

ClearPath

Este aparelho invisível envolve uma série de alinhadores de plástico que são finos e transparentes e fabricados através de técnicas 3D avançadas que envolvem também a utilização de software. A transparência destes aparelhos aumenta a sua atração estética para o paciente adulto, bem como para os pacientes esteticamente conscientes.

Capítulo 7

DIGITALIZAÇÃO E ESTEREOLITOGRAFIA

O termo obtenção de imagem (ou digitalização) é utilizado para descrever o processo de conversão de um objeto físico em dados electrónicos tridimensionais. O sistema Invisalign utiliza tecnologia de digitalização de ponta para captar com precisão a geometria do dente. A evolução da tecnologia de digitalização na tecnologia Align foi descrita aqui.

DIGITALIZAÇÃO A LASER:

A tecnologia laser foi a primeira tecnologia de digitalização utilizada pelo sistema Invisalign. Na digitalização a laser, um feixe de laser é projetado no objeto a ser digitalizado e o reflexo do feixe é registado. As gravações feitas a partir destas diferentes vistas são incorporadas para produzir uma imagem eletrónica 3-D do modelo. O scanner utilizado no sistema Invisalign foi fabricado pela Cyberware, localizada em Monterey, Califórnia. Durante o tempo em que o scanner a laser foi utilizado com o sistema Invisalign, este apresentava alguns desafios - velocidade de aquisição e incapacidade de captar os cortes inferiores e os pequenos espaços interproximais. Num esforço para melhorar estes aspectos, a tecnologia Align recorreu à utilização da tecnologia de digitalização destrutiva.

VARRIMENTO DESTRUTIVO:

Na digitalização destrutiva, a informação da secção transversal de um objeto é captada e utilizada para construir uma imagem 3-D. A técnica é efectuada da seguinte forma:

- Os moldes de gesso são moldados para as impressões apresentadas.
- Os moldes de gesso são detalhados pelo técnico de laboratório para remover quaisquer defeitos e/ou reconstruir informações parcialmente em falta.
- São colocados vários moldes de gesso sobre a placa e envoltos no polímero preto. O polímero é deixado solidificar, envolvendo os modelos de gesso.
- O bloco encapsulado é montado numa fresadora e uma secção fina é cortada no topo.
- O objeto é movido para um sistema de câmara para captar uma vista bidimensional do topo.
- São fresadas e digitalizadas secções transversais adicionais. O processo é repetido até se atingir o fundo do objeto.
- O software de pós-processamento identifica os moldes de gesso utilizando o contraste entre os moldes de gesso brancos e o material de revestimento preto. As imagens de gesso em cada camada são então alinhadas e empilhadas para criar uma imagem 3-D dos moldes de gesso que estão a ser digitalizados.

A digitalização destrutiva é um dos melhores métodos disponíveis para captar geometrias complexas e cortes inferiores. No entanto, pode ser confuso, demorado e dispendioso. O facto de o molde ser destruído obriga à colocação de dois moldes, o que aumenta ainda mais o custo.

BRANCO - DIGITALIZAÇÃO DE LUZ:

A digitalização por luz branca utiliza um padrão de luz branca para captar imagens do objeto que está a ser digitalizado. Um padrão de luz branca é projetado no objeto e o reflexo é captado pela câmara. A imagem captada é armazenada e o processo é repetido com o objeto numa orientação diferente em relação à câmara. São captadas várias imagens em várias posições e as vistas são depois alinhadas e combinadas para criar uma imagem 3-D do objeto. Durante algum tempo, a tecnologia Align utilizou a varredura de luz branca em conjunto com a tecnologia de varredura destrutiva. Apesar de estas combinações proporcionarem uma elevada precisão, o sistema Invisalign necessitava de uma técnica capaz de fornecer ainda mais pormenores para captar os cortes profundos e os pequenos espaços interproximais. Isto levou à mudança para a tomografia computorizada.

TOMOGRAFIA COMPUTORIZADA:

A TC utiliza raios X para digitalizar um objeto. Um conjunto de impressões é carregado num suporte e montado numa mesa rotativa num scanner. Os raios X são então projectados sobre o alvo. Os raios X atravessam as impressões e a imagem resultante é captada por um detetor posicionado atrás da impressão. O software de pós-processamento é utilizado para extrair as informações sobre os dentes, com base na atenuação do feixe de raios X que passa através da impressão. A tomografia computadorizada permite a digitalização direta de uma impressão, eliminando assim a etapa intermédia de colocação de um molde de gesso.

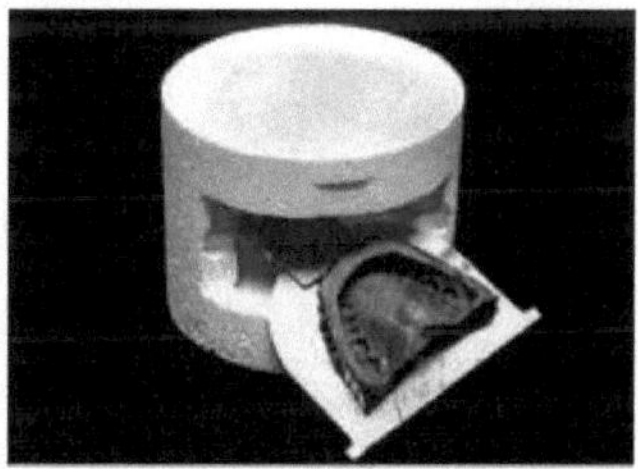

Figura 23. Impressões colocadas num suporte de espuma

ESTEREOLITOGRAFIA (SLA) E INVISALIGN SISTEMA:

O fabrico rápido é um termo utilizado para descrever o processo que pode fabricar geometrias complexas numa questão de horas sem qualquer ferramenta. O processo de fabrico rápido atualmente utilizado na tecnologia Align é conhecido como ESTEREOLITOGRAFIA (SLA).

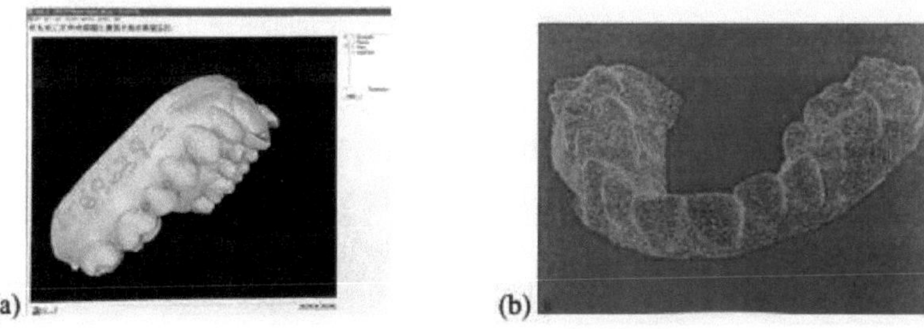

Figura 24. Imagens digitalizadas das impressões

O primeiro passo na produção de um alinhador é a aceitação do tratamento planeado pelo médico através do Clincheck. A aceitação do tratamento proposto por um médico acciona o sistema de informação interno da Invisalign. Os ficheiros de tratamento são convertidos para o formato de ficheiro triangulado. Os dados electrónicos são separados em várias fatias de uma espessura especificada. Os dados cortados são então transferidos para a máquina de SLA para fabrico. Os moldes SLA são construídos na plataforma que se encontra a cerca de uma espessura de fatia abaixo da superfície da resina.

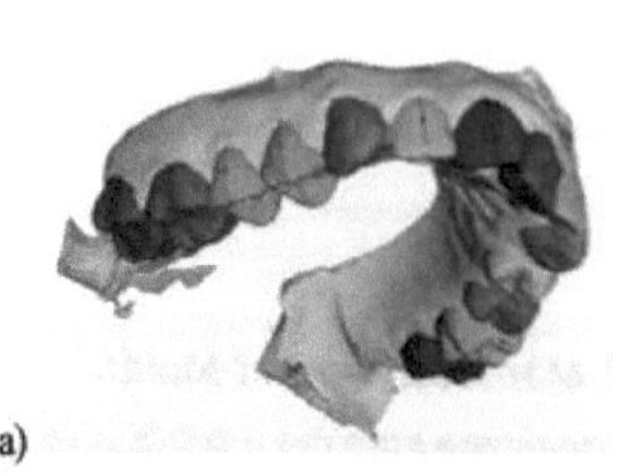
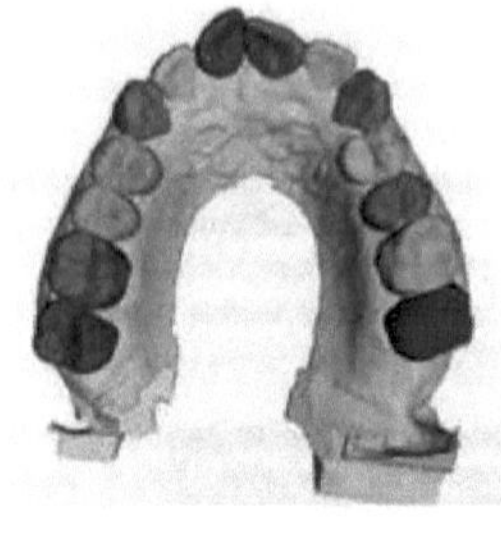

(a) (b)

Figura 25. Os dados digitalizados são segmentados utilizando o processo Tooth Shaper

A primeira camada a partir do fundo é então desenhada por um laser. A resina fotossensível cura e torna-se sólida em contacto com o raio laser. Quando a primeira camada estiver completamente traçada, a plataforma construída desloca-se para baixo numa distância equivalente à espessura de uma camada. A segunda camada é então traçada e curada no topo da camada anterior. O processo repete-se até se atingir o topo do objeto. No final do processo, a plataforma construída consiste nos moldes, o resto do pré-polímero na cuba permanece líquido.

Após a conclusão do processo, a plataforma construída que contém os moldes é retirada da máquina e transferida para uma linha de processamento automatizada. No pós-processamento, a plataforma é primeiro centrifugada a alta velocidade para remover qualquer excesso de resina líquida nos moldes. Após a conclusão da centrifugação, a plataforma é automaticamente carregada num sistema de lavagem que utiliza água a alta pressão para limpar os moldes de qualquer resina não curada restante e detritos. A plataforma é então transferida automaticamente para uma estação de cura UV. Os moldes são expostos a comprimentos de onda específicos de luz UV de alta intensidade que os cura completamente. Os moldes são então transferidos automaticamente para uma máquina de remoção de moldes e suportes que os retira da plataforma e os limpa para garantir que não ficam quaisquer resíduos nos moldes. Os moldes são então embalados e enviados para as instalações no México para o fabrico do alinhador.

FABRICO DE ALINHADORES:

Um molde SLA criado no Align tem algumas características de rastreio incorporadas. Está gravado texto legível na parte lateral do molde para indicar a identificação do doente e o número da fase. Cada molde SLA tem um código de barras bidimensional, que contém informações semelhantes.

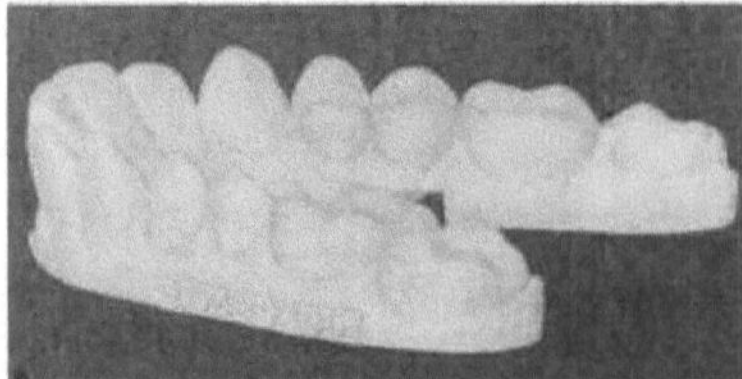
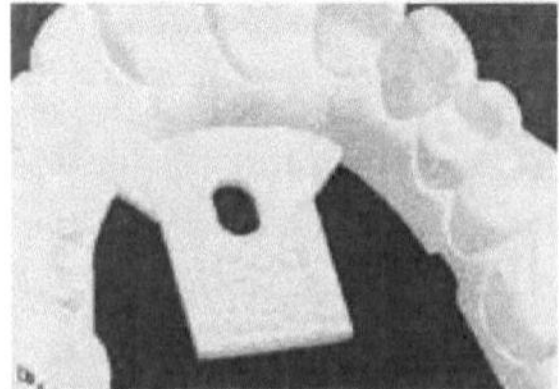

Figura 26. (a) Elemento de identificação da dispersão lateral
Figura 27. (b) Informação bidimensional do código de barras

O fabrico de alinhadores é um processo em que uma folha de plástico é formada sobre os moldes de SLA. O processo de criação do alinhador começa quando os moldes SLA são recebidos na área de formação. Após a chegada à área de formação, os moldes passam por uma máquina de marcação automática onde a matriz de dados bidimensional é estampada a quente com tinta preta para proporcionar um contraste que permita aos leitores de códigos de barras processar a informação. Em seguida, os moldes são espalhados com um agente de libertação de silicone orgânico para ajudar no processo de remoção do alinhador após a moldagem.

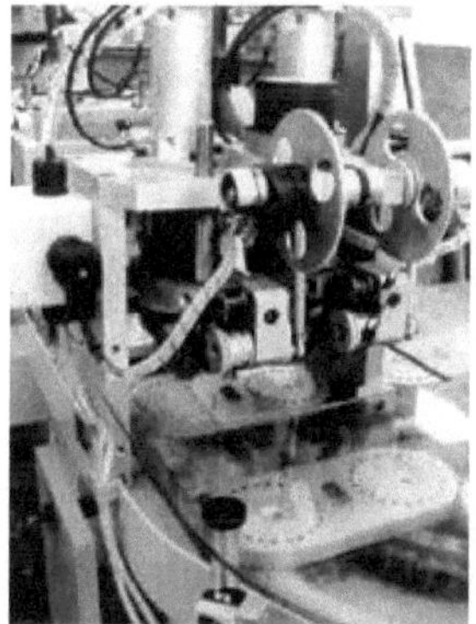

Figure 28.

Cada molde é então lido com um leitor de código de barras para garantir que a informação pode ser lida e verificada com exatidão. Os moldes são então colocados em paletes de 20 polegadas e carregados numa linha de transporte. As paletes são encaminhadas para uma máquina de moldagem automática. Cada SLA é retirado da palete por um robot. Antes do processamento posterior, o código de barras é lido por um leitor. Uma vez concluída a leitura, o plástico é formado no molde de SLA. Este molde de plástico é então colocado sob um marcador laser, que descarrega as informações da rede sobre onde colocar as informações do alinhador para esse alinhador específico.

Após a conclusão do processo de moldagem e marcação, os moldes são automaticamente encaminhados para as máquinas de corte. Antes do carregamento nas máquinas de corte, as informações de corte relevantes são descarregadas para a máquina de corte. Esta informação indica onde se encontra a linha gengival para a fase específica.

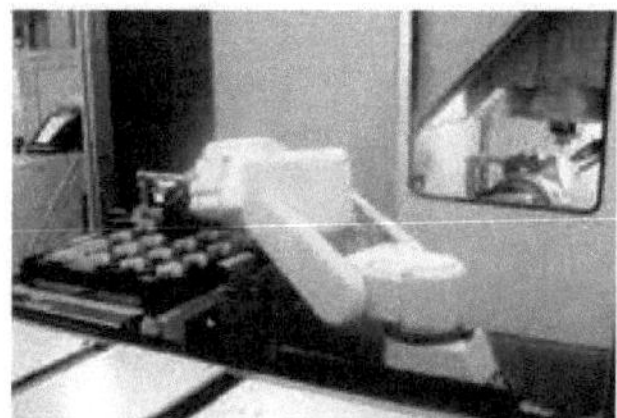

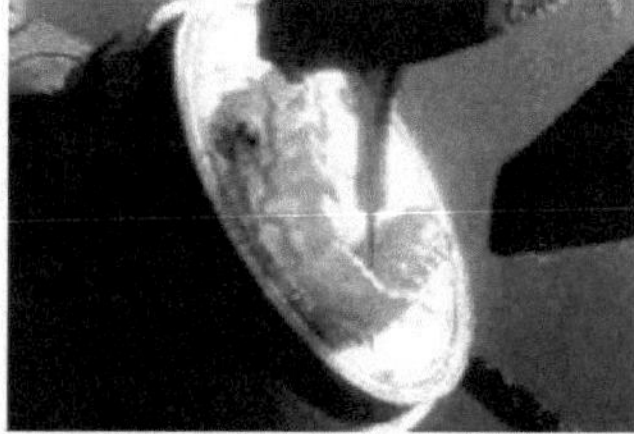

Figura 29. Após a enformação, as peças enformadas são carregadas numa máquina de corte de cinco eixos para o corte do alinhador Figura 30. Corte do alinhador

Um robot carrega o molde para a máquina de corte e o cortador apara o alinhador ao longo do caminho especificado. Após a conclusão do processo de corte, os alinhadores são removidos dos moldes SLA e transferidos para uma máquina de tombamento ou rebarbação que remove a maior parte das arestas afiadas do alinhador. Após a conclusão do ciclo de tombamento, cada alinhador é acabado à mão e polido para garantir que não ficam arestas vivas.

Os alinhadores são desinfectados num banho de ultra-sons. No final do ciclo de desinfeção, os alinhadores são removidos, colocados e selados na embalagem Invisalign. Este é o produto final que está pronto a ser enviado para os médicos prescritores.[27]

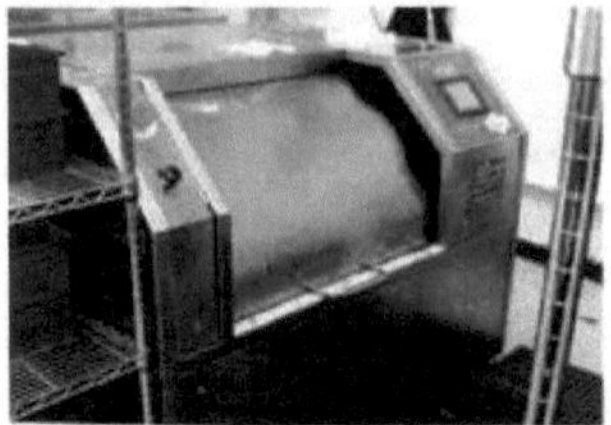

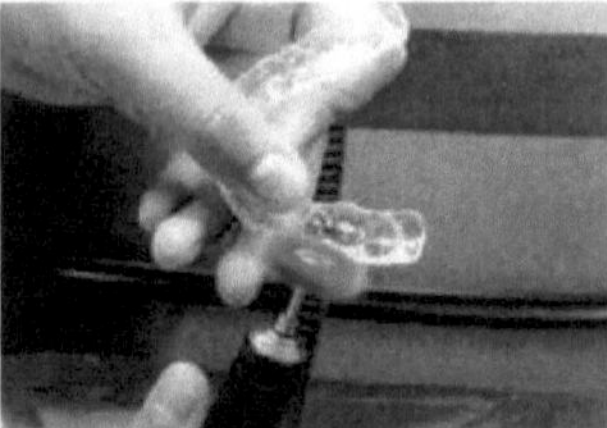

Figura 31. O alinhador passa por um processo de tombamento para remover as arestas
Figura 32. Acabamento final e polimento à mão

Capítulo 8

SOFTWARE DE ALINHAMENTO

Desde a fundação do alinhador, no início de 1997, o software foi considerado como um componente chave da tecnologia do sistema. A chave é conceber um software que crie um modelo virtual que possa facilitar o fabrico do dispositivo fisicamente realizável. Para cumprir este requisito, o software por detrás do sistema de alinhador teve de realizar com êxito várias tarefas difíceis.

- Modelar os tecidos duros e moles da boca.
- Planear uma posição final e tratada para os dentes que tenha em conta oclusão.
- Planear e executar o movimento da posição inicial para a posição final.
- Produzir um modelo virtual que possa ser fabricado utilizando a tecnologia de prototipagem rápida, para permitir a formação dos alinhadores individuais através do processo convencional.

O processo de fabrico do alinhador, do ponto de vista da tecnologia de software, foi dividido numa série de etapas:

- **Segmentação:** Na segmentação, o modelo de gesso virtual é dividido num conjunto de superfícies mais pequenas, uma para cada dente. Durante este passo, é utilizado um software chamado "tooth shaper
- **Preparação final:** Na configuração final, os dentes individuais são colocados numa posição final clínica e esteticamente aceitável. Durante este passo, é utilizado um software chamado Treat
- **Estadiamento:** Uma vez definida a posição final, a parte do movimento de cada dente é planeado durante o processo de preparação. O software Treat também é utilizado aqui.
- **Revisão:** Na etapa de revisão, é mostrado ao clínico o modelo de tratamento virtual e é-lhe dada a oportunidade de comentar e solicitar quaisquer alterações à posição final, movimentos dentários ou ambos. O médico utiliza o software Clincheck para visualizar os modelos virtuais.
- **Fabrico:** O modelo virtual é preparado para a produção em modelos físicos que podem ser utilizados para criar os aparelhos finais. Um software chamado Fab termina a preparação do modelo virtual para o fabrico.

HISTÓRIA DO SOFTWARE DE ALINHAMENTO:

O desenvolvimento do software utilizado no sistema de alinhamento começou no início de 1997. No início de 1997, a componente de software do Alinhador foi dividida em duas partes: CLIPPER e ALIGNER. O pacote clipper permite ao utilizador cortar um modelo dentário virtual em várias peças, cada uma representando um dente. O pacote do alinhador pega no modelo virtual criado pelo clipper e permite ao utilizador mover os dentes para a posição final. O alinhador também define como os dentes se irão mover para essas posições ao longo do tempo.

As ferramentas básicas do Clipper eram a borracha e a serra. A borracha permitia ao operador eliminar uma parte do modelo. A serra permitia ao utilizador criar cortes em forma de U. O alinhador permite que o utilizador mova os dentes no início e no fim do tratamento.

Com o passar do tempo, as funcionalidades do clipper e do alinhador acabaram por ser fundidas numa única aplicação chamada TREAT. Esta nova aplicação tem a capacidade de fazer a deteção de contacto em tempo real, o que permite uma análise da oclusão no início e no fim do tratamento, bem como em qualquer momento intermédio.

À medida que o alinhador crescia, foi criada uma nova aplicação chamada Clincheck para permitir ao profissional ver os resultados do processo de tratamento concebido e dar feedback aos técnicos e à Align sobre a forma como este deve ser melhorado.

Os modelos virtuais iniciais utilizados pelo Treat e pelo Clincheck eram muito básicos. No Treat, os dentes moviam-se durante o tratamento, mas a gengiva não mudava de forma. As arestas vivas e as dobras resultantes do modelo eram fixadas com uma cera virtual, que podia ser esticada e deformada juntamente com o movimento dos dentes. As regiões interproximais tinham uma forma estranha e havia uma transição acentuada na margem gengival.

Os modelos iniciais do Clincheck não tinham os efeitos virtuais. No entanto, os modelos virtuais tenderam a ser aparados de forma mais correcta e suave após a utilização do Clincheck. O modelo virtual era uma série de dentes cinzentos esbranquiçados assentes sobre uma aproximação da gengiva cinzenta esbranquiçada em forma de ferradura. Estes modelos ganharam o nome de "stonehenge" (FIGURA 16) devido à sua semelhança impressionante com o monumento.

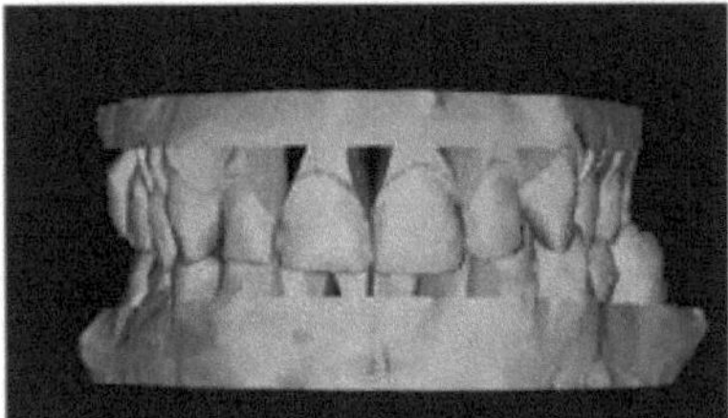

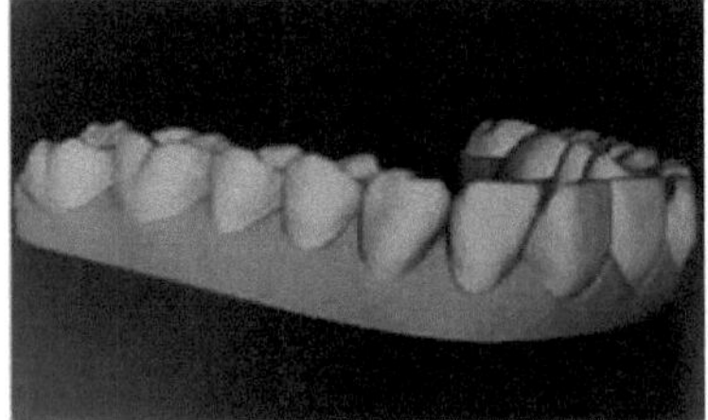

Figura 33 - O modelo "Stonehenge" **Figura 34 - Modelo gengival virtual**

A fase seguinte da evolução do modelo Clincheck e Treat ocorreu em duas frentes: os modelos tornaram-se mais pequenos e foi adicionado o modelo de gengiva virtual. Os modelos foram tornados mais pequenos através da criação de uma descrição mais simples para os dentes, o que reduziu drasticamente o tamanho necessário para armazenar os dentes.

Ela também teve o efeito de suavizar as características ásperas e indesejáveis do modelo virtual bruto. A gengiva virtual era uma superfície flexível que estava ligada a cada dente e a uma base em forma de ferradura (FIGURA-17). Conforme os dentes se moviam, a superfície se deformava para acompanhar os dentes.

MODELAGEM:

Na fase de modelação, o modelo é processado numa forma que pode ser utilizada para criar um alinhador. Depois de a impressão ter sido digitalizada, é criado um modelo 3D. Esta superfície, tal como muitas superfícies encontradas em modelos gráficos de computador 3D, é composta por muitos triângulos pequenos. Estes triângulos representam a superfície do molde virtual com um elevado grau de precisão. A superfície é também designada por estanque, o que significa que a superfície é fechada e não contém orifícios.

Um modelo dentário virtual que é apropriado para uso no processo de alinhamento deve satisfazer dois critérios importantes. Primeiro, a geometria de todas as superfícies dentárias deve ser capturada com precisão. Em segundo lugar, a gengiva deve ser modelada de forma a responder ao movimento dos dentes de uma forma visual e clinicamente aceitável. A exatidão da coroa é importante por duas razões. Em primeiro lugar, um aparelho bem ajustado pode ser feito a partir de uma geometria exacta. Em segundo lugar, qualquer imprecisão na forma dos

dentes pode produzir movimentos planeados que não são exequíveis na boca do paciente, o que pode levar a complicações durante o tratamento. Para satisfazer o primeiro critério, a superfície única dos dados digitalizados é
segmentado em várias superfícies, uma superfície por dente. Para o efeito, a tecnologia Align utiliza o software Toothshaper.

A superfície contém muitos sulcos e cristas que indicam os limites entre os dentes e o tecido gengival. A abordagem começa por procurar regiões de elevada curvatura na superfície e depois liga essas regiões para formar linhas de elevada curvatura. No caso dos dentes, estas linhas ligam-se em anéis que rodeiam cada dente. A superfície que contém dentro de cada laço é uma possível coroa de dente, que é apresentada ao utilizador com uma cor diferente.

No entanto, faltam geometrias na região interproximal, onde os dentes adjacentes entram em contacto uns com os outros na boca do paciente. O próximo passo é, portanto, completar o modelo do dente, criando as superfícies em falta. Há duas regiões em que as superfícies precisam de ser adicionadas: na região da coroa para criar superfícies interproximais e abaixo da coroa para criar a superfície da raiz.

Embora ter a geometria da raiz fosse vantajoso, a maioria das fontes de modelos dentários não tem dados suficientes para determinar a forma das raízes. Existem métodos para criar dados aproximados da raiz, mas são os dados da coroa que são mais cruciais para o processo do alinhador. Para criar estas superfícies em falta, é fixado um modelo simples da geometria do dente à coroa de identidade. A forma deste modelo simples é distorcida de modo a ajustar-se aos dados da coroa. Esta superfície pode não ser perfeita, especialmente nas regiões interproximais. A aplicação Toothshaper fornece uma interface para moldar estas regiões.

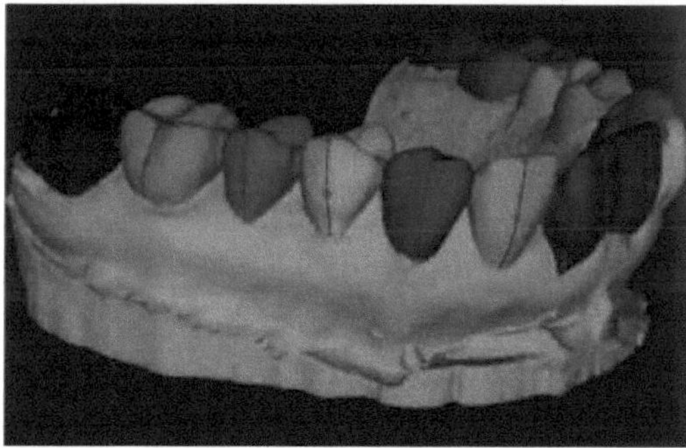

Figura 35. Coroas potenciais realçadas em cores diferentes

A parte final do modelo é a adição do modelo de gengiva flexível. Os dados de base consistem em dois itens: Uma curva que se encontra no dente e representa a linha gengival, e uma curva que forma o perímetro da base da gengiva. A linha sobre o dente é derivada do limite da coroa segmentada.

A linha na base é formada através da determinação da intersecção da geometria gengival na digitalização com um plano que está localizado abaixo de todas as coroas no modelo. Para formar a superfície gengival, as curvas linguais são primeiro ligadas numa curva contínua que forma a linha gengival lingual geral. A linha gengival lingual é depois ligada à parte lingual da base através de um remendo de superfície. Este processo é repetido no lado vestibular. O modelo tem uma descrição relativamente pequena e, por isso, foi ideal para ser transferido rapidamente para o médico para ser visualizado com o Clincheck.

PREPARAÇÃO FINAL E PREPARAÇÃO:

Depois de o modelo virtual ser criado, os movimentos dos dentes separados são especificados ao longo do tratamento pelo software Treat. O processo de especificação dos movimentos dos dentes divide-se em duas etapas: Especificar a posição final dos dentes e, em seguida, especificar o caminho que cada dente irá seguir. O software Treat é semelhante ao software de modelação dos dentes, mas acrescenta uma nova dimensão ao modelo: o tempo. O tempo é expresso em unidades chamadas etapas, em que uma etapa corresponde exatamente a um aparelho de alinhamento que representa aproximadamente duas semanas.
Um técnico utiliza o software Treat para colocar os dentes na sua posição final, movendo cada dente individualmente para uma nova localização. Para o fazer, o técnico clica num dente para apresentar um widget que permite mover o dente.
Clicar e arrastar sobre qualquer um dos três eixos desloca o dente ao longo do eixo indicado.
Clicar e arrastar em qualquer um dos três círculos faz rodar o dente em torno da intersecção dos eixos.
Em alternativa, um dispositivo de entrada como o SPACEBALL permite um controlo mais direto da posição e orientação dos dentes seleccionados.

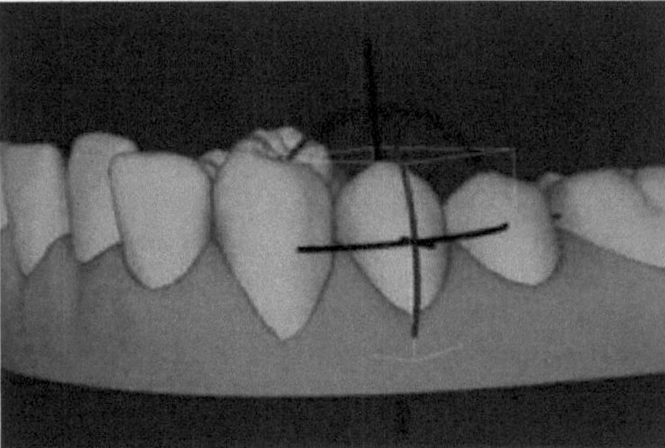

Figura 36. O widget de interação

Para ajudar a definir com precisão os dentes na sua posição final, Treat calcula as regiões que estão em colisão ou contacto. As áreas envolvidas na colisão são mostradas em vermelho. Esta visualização pode ajudar a garantir que o contacto entre dentes vizinhos no mesmo maxilar é adequado. Adicionalmente, ao não mostrar um dos maxilares, as colisões na superfície de oclusão podem ser observadas para verificar se existem bons contactos oclusais na posição final ou em qualquer posição intermédia.
Uma vez estabelecida uma boa posição final, o técnico passa por um processo chamado STAGING para determinar todas as posições intermédias dos dentes. A ferramenta Stage editor do Treat ajuda o técnico a especificar quando cada dente do maxilar se está a mover. O editor de estágios também permite que o técnico analise os movimentos criados durante o processo de staging. A quantidade de movimento por fase é um componente chave do tratamento, uma vez que está diretamente relacionada com a quantidade de força colocada nos dentes pelo alinhador. Se o dente for movido demasiado depressa, resultarão forças elevadas sobre o dente, o que é indesejável. A colocação de attachments também é efectuada pelo software Treat. Os attachments são geometrias extra adicionadas ao modelo do dente que são utilizadas clinicamente para aumentar a retenção do alinhador no dente. O Treat permite a colocação de uma variedade de formas de attachments.
Outra função do Treat é a modelação da redução do esmalte interproximal (IPR). A IPR é

modelada no Treat, permitindo que os dentes se sobreponham na fase final do tratamento. Clinicamente, é o clínico que irá moldar o dente para conseguir um bom contacto na boca. O editor de fases permite ao técnico estimar a quantidade de IPR em tempo real enquanto planeia o tratamento.[28]

Capítulo 9

PREPARAÇÃO DO DIAGNÓSTICO, PREPARAÇÃO E CLÍNICA VERIFICAR

DIAGNÓSTICO VIRTUAL CONFIGURADO:

A configuração do diagnóstico virtual consiste na obtenção dos registos do médico e na sua conversão em dados electrónicos que podem ser utilizados para criar um paciente virtual tridimensional. Os cinco registos diferentes necessários para criar um paciente virtual são impressões das arcadas dentárias maxilar e mandibular, registo da mordida, fotografias intra e extra-orais, radiografia panorâmica ou de boca inteira e o formulário de prescrição e diagnóstico.

Após a digitalização da impressão em PVS (polivinil siloxano), os ficheiros electrónicos são enviados para uma instalação offshore para inspecionar todos os registos recebidos para cada paciente. Se todos os registos forem aprovados após a inspeção inicial, o técnico começa a cortar os dentes - avaliando mais uma vez a qualidade da impressão. ToothShaper é o nome proprietário dado ao software para preparar a impressão e seccionar os dentes. Existem duas etapas básicas para a execução do processo ToothShaper: Identificação do eixo facial da coroa clínica (FACC) e pormenorização das imperfeições na impressão.

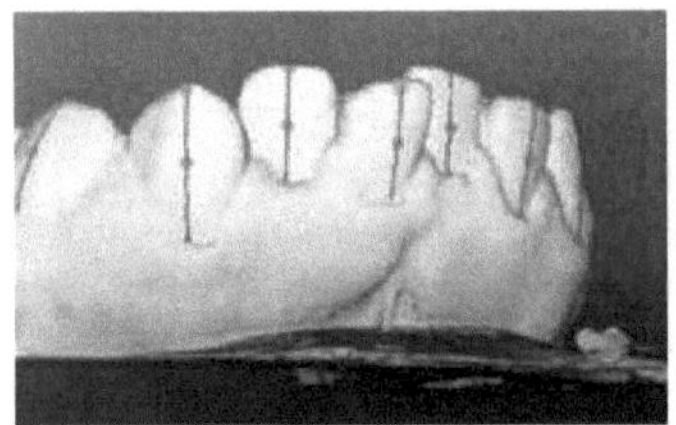

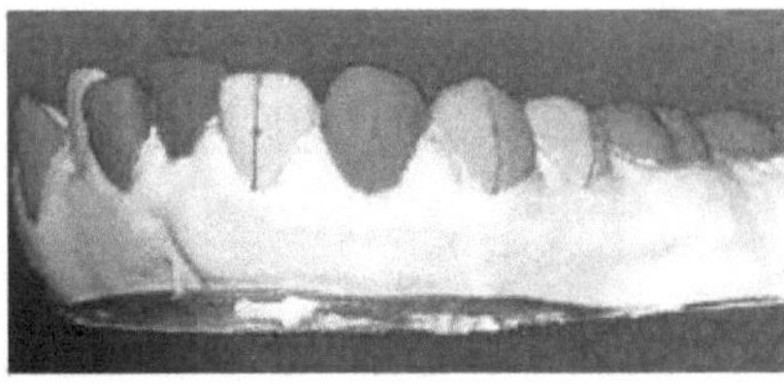

Figura 37 O eixo facial da coroa clínica para cada dente é identificado utilizando um registo de três pontos

Figura 38. Os dentes são pintados para ajudar a discriminar cada dente

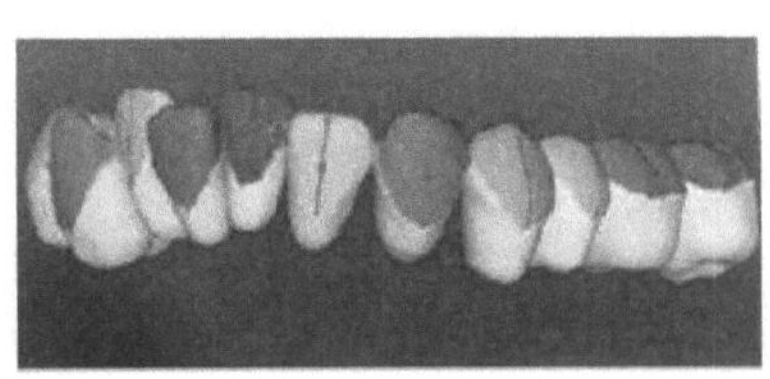

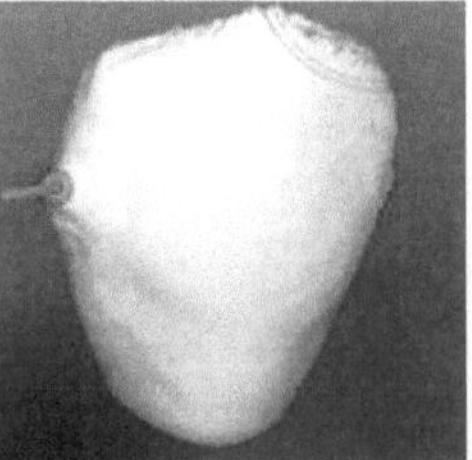

Figura 39. Os dentes são segmentados com o clique de um

Figura 40. A ferramenta de suavização é utilizada para eliminar imperfeições

O primeiro passo é a identificação da FACC de cada dente, utilizando um ponto no bordo incisal e um ponto na junção cemento-esmalte. A identificação dos FACCs dá ao software um ponto de partida a partir do qual pode executar o seu algoritmo. Os FACCs são utilizados pelo software para estimar a forma e a angulação da coroa. Depois de cada coroa ter sido identificada pelo software, o técnico corrige as partes que não foram identificadas pelo software. A isto chama-se "pintar" os dentes. Depois de todos os dentes terem sido corretamente identificados, o técnico clica num botão para segmentar os dentes. O passo seguinte é detalhar quaisquer imperfeições na impressão.

Quando todos os dentes tiverem sido segmentados e limpos, o técnico prepara os modelos para o processo de configuração. Os eixos estão definidos nas direcções X, Y e Z, o que permite ao técnico mover facilmente os dentes para a posição pretendida ao efetuar a configuração virtual.

O passo seguinte é definir a mordida em oclusão cêntrica utilizando uma ferramenta automatizada no software. A ferramenta Autobite no Toothshaper foi aperfeiçoada de modo a que as mordidas de classe I e classe II e a maioria das mordidas de classe III sejam quase automatizadas. A ferramenta do software oclui os modelos virtuais com base na anatomia dos dentes e na sua oclusão maximizada. O técnico executa a ferramenta Autobite e confirma os resultados com as fotografias.

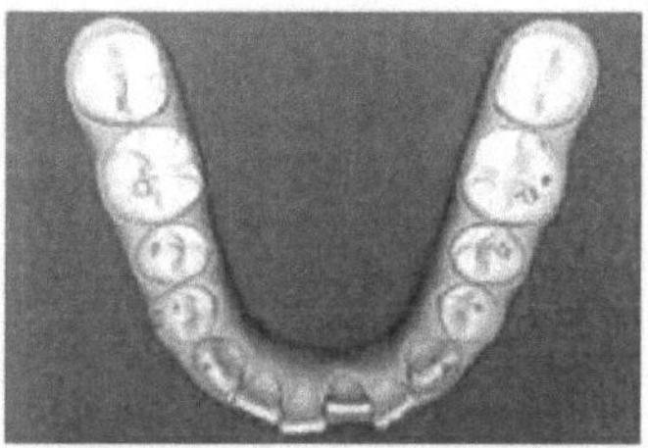

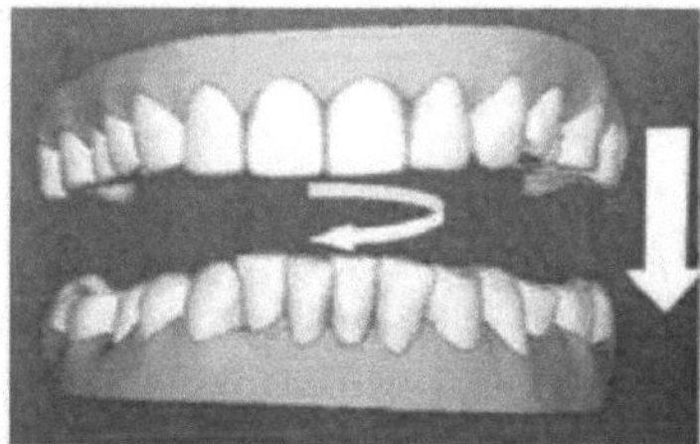

Figura 41. As marcas vermelhas indicam os pontos máximos de contacto oclusal. Estes são utilizados para registar a oclusão dos dentes maxilares e mandibulares
Figura 42. As arcadas dentárias são manipuladas e colocadas em oclusão

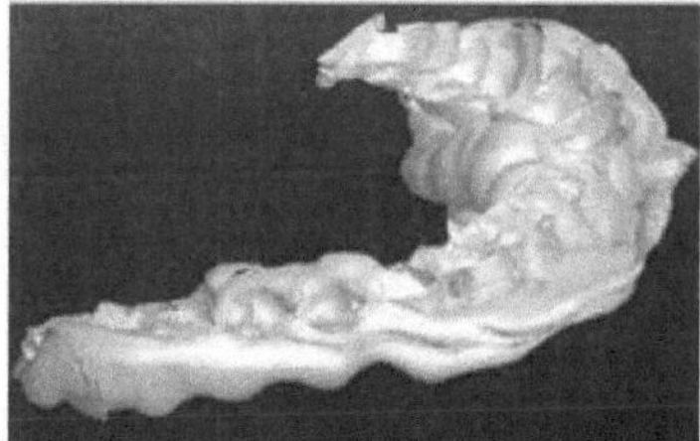

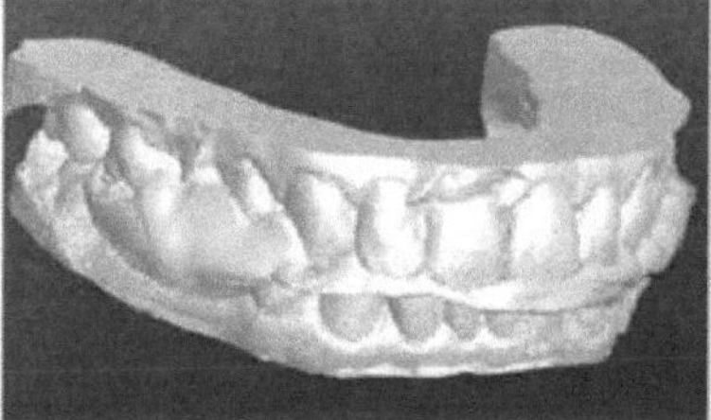

Figura 43 Registo da oclusão Figura 44. Arcadas registadas em oclusão com a ajuda de pontos de contacto oclusais e da impressão de registo da mordida

O último passo para o técnico do Tooth Shaper é ajustar a gengiva virtual para replicar o tecido gengival real do paciente. A gengiva virtual é ajustada com cinco nós na parte vestibular e cinco nós na parte lingual; o técnico move os nós para coincidir com a gengiva no modelo original, pré-segmentado.

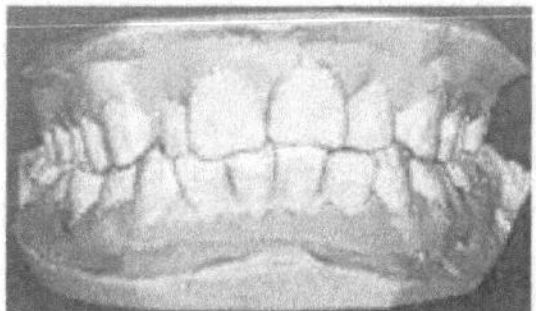

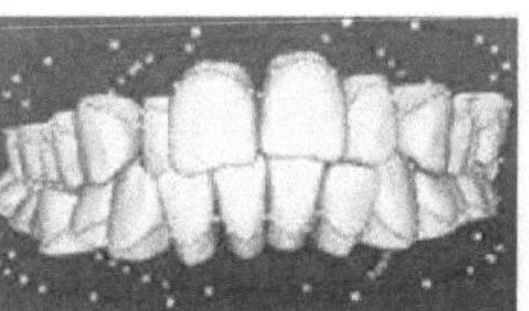

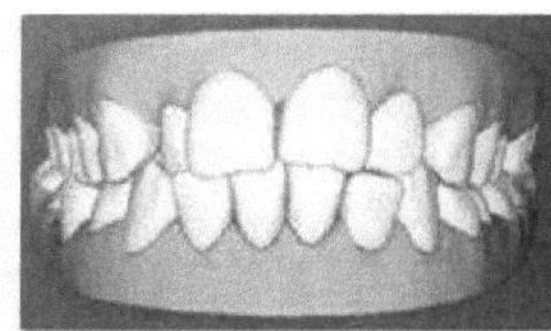

Figura 45. Registo da linha gengival no modelo pré-segmentado
Figura 46. Limites gengivais nos modelos segmentados
Figura 47. Produto acabado

O ficheiro é guardado na base de dados do paciente e é submetido a um controlo de qualidade que é realizado por técnicos altamente qualificados. Quando o processo do ToothShaper estiver concluído, o caso passa para o processo de preparação e preparação.[29]

ESTAGIAMENTO:

O estadiamento é o conjunto de etapas e procedimentos utilizados para chegar - de forma clínica e biológica correcta - à posição final desejada dos dentes utilizando o software Treat. Depois de receber o modelo de corte final do técnico de moldagem de dentes, o técnico de preparação e preparação lê o formulário de prescrição e revê os registos clínicos que foram submetidos com o caso. O técnico alinha e posiciona os dentes na lima Treat para a sua posição final. Depois de se obter a posição final correcta em ambas as arcadas e depois de a oclusão ter sido ajustada, o técnico procede à preparação de todos os passos intermédios necessários para guiar os dentes desde a posição inicial até à posição final. Depois de o caso ser encenado, a configuração virtual contém a informação sobre quantos passos ou etapas são necessários, a velocidade a que os dentes se movem, o tempo dos movimentos para cada dente em particular, a quantidade e o tempo de colisões interproximais e espaços durante o tratamento, e o padrão de ancoragem que está a ser utilizado. Todas estas informações são apresentadas na janela do Stage Editor no Treat.

EDITOR DE ESTÁGIO:

A janela Stage Editor é utilizada para visualizar e quantificar o movimento dos dentes e inclui sete janelas com separadores que apresentam diferentes informações.

Estas janelas são:

1) EDITOR DE FOTOGRAMAS-CHAVE:

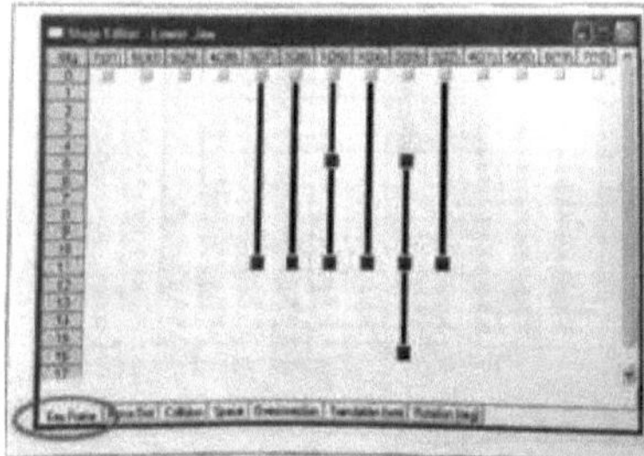

Figura 48: KeyFrameEditor

O Key Frame Editor é utilizado para definir e apresentar, utilizando um formato gráfico, o padrão de preparação para o caso selecionado. As linhas e os quadros-chave são utilizados para mostrar em que fase um determinado dente começa a mover-se, durante quantas fases se moverá e em que fase termina o movimento. As etapas intermédias também são apresentadas. Qualquer alteração ao número de fases totais ou individuais de um determinado movimento é efectuada através de um editor de quadros-chave.

2) MOVER A DISTÂNCIA:

A janela de distância de movimento é utilizada para determinar a velocidade a que as coroas dos dentes se estão a mover. Com base no número de etapas necessárias para completar o movimento de cada dente, a velocidade de cada movimento varia.

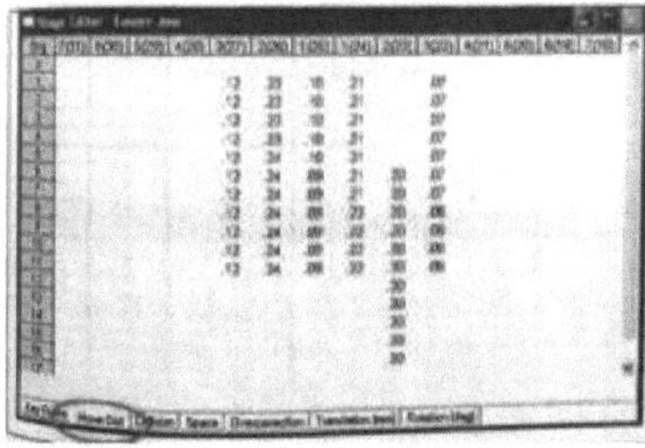

Figura 49 Distância de deslocação

A velocidade máxima a que um dente se pode mover é de 0,25 mm/estágio. As velocidades superiores a 0,25 mm/estágio são realçadas a vermelho para alertar o técnico.

3) COLISÃO:

A janela de colisão é usada para visualizar numericamente a quantidade de sobreposição entre dentes adjacentes ao longo da sequência de etapas. A quantidade de sobreposição detectada e medida pelo software é usada para determinar quando os dentes adjacentes colidem enquanto estão a ser movidos.

Isto também determina quando a sobreposição é aumentada para além de certos valores pré-determinados e a quantidade de redução interproximal necessária para criar o espaço que permitirá que esses movimentos sejam realizados clinicamente. Estas colisões são normalmente referidas como "microcolisões" e são a razão pela qual os contactos têm de ser monitorizados clinicamente com fio dentário não encerado.

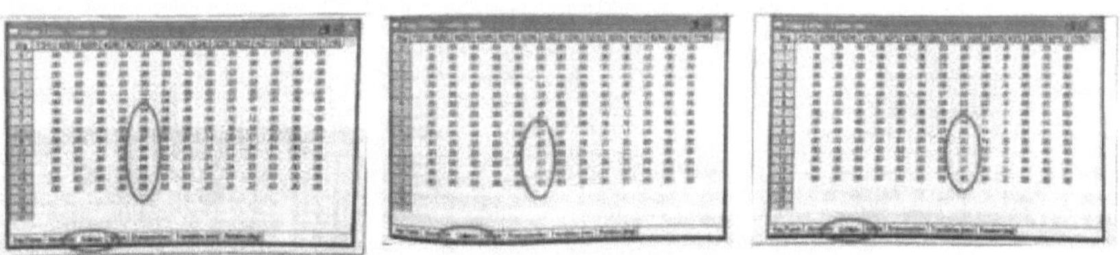

Figura 50. Colisão
Janela. Os contactos normais estão a preto. Colisão final elevada a azul
Figura 51. Final elevado
colisão em verde
Figura 52. Alta
Colisão intermédia em vermelho

De acordo com o atual protocolo Invisalign, os contactos normais são considerados como estando entre 0,00 e 0,05 mm. No Treat, estes contactos são apresentados a preto na janela de colisão. Não é permitida uma DPI inferior a 0,2 mm por contacto, pelo que as colisões entre 0,06 e 0,14 mm são realçadas a azul para alertar o técnico de que têm de ser removidas. É permitido um máximo de 0,5 mm de IPR, exceto se o clínico o anular especificamente e solicitar mais. Qualquer sobreposição final superior a 0,6 mm é destacada a verde para que não seja deixada sem alteração pelo técnico.

Para evitar que as colisões intermédias sejam maiores do que a sobreposição final, qualquer sobreposição que seja medida a 0,05 mm acima da final é destacada a vermelho para indicar que requer a atenção imediata do técnico. A não ser que o clínico solicite especificamente a realização de um IPR superior a 0,5 mm/contacto, todos os números devem estar a preto quando a fase do tratamento estiver concluída.

4) ESPAÇO:

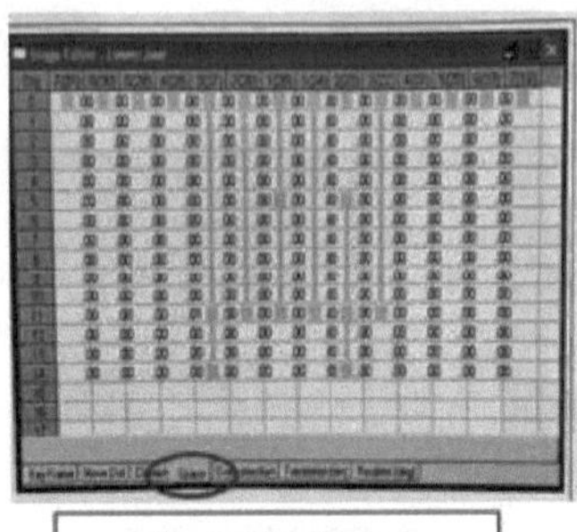

Figure 53. Space

Figura 53. Espaço

A janela de espaço é semelhante à janela de colisão, exceto que mede o espaço interproximal entre os dentes. Quando os dentes se sobrepõem, o espaço continua a ler 0,00 mm. Os números são sempre apresentados a azul, para os diferenciar à primeira vista dos números de colisão, que são apresentados a preto.

Assim, um contacto ideal seria de 0,00 mm nas janelas de colisão e de espaço. Realisticamente, nem sempre é possível obter bons contactos ideais no final do tratamento.

5) SOBRECORRECÇÃO:

A janela de sobrecorrecção é utilizada para preparar movimentos de sobrecorrecção na

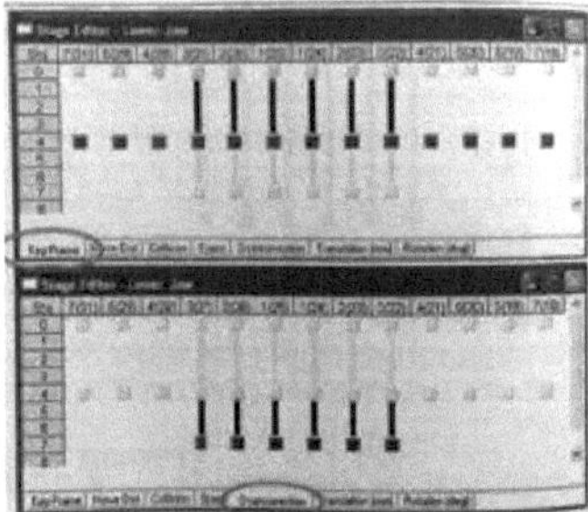

Figura 54. Sobrecorrecção

no final da sequência normal de tratamento.

A sobrecorrecção é normalmente realizada em três fases e destina-se a compensar o atraso do alinhador e a assegurar que os dentes podem ser movidos para a sua posição final, tal como representado na configuração virtual. É sempre efectuada durante os refinamentos do caso para garantir que estes movimentos são expressos clinicamente

6) TRADUÇÃO:

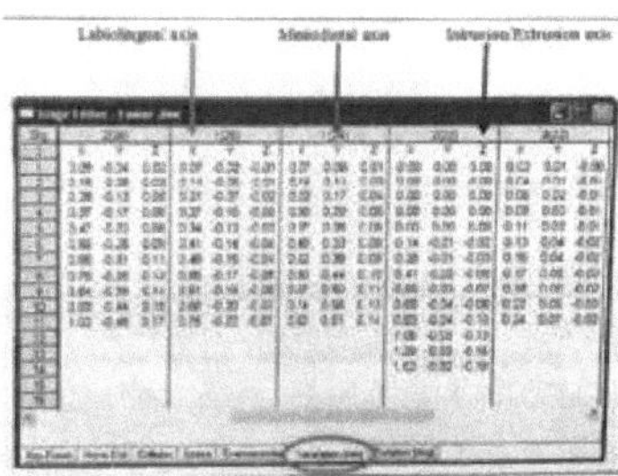

Figura 55.Janela de tradução

A janela de translação mostra a distância que cada dente se desloca ao longo dos três eixos lineares representados no widget de movimento. Estes eixos são :

Eixo X, que mede o movimento labiolingual ao longo do eixo linear vermelho e é apresentado na coluna X.

Eixo Y, que mede o movimento mesiodistal ao longo do eixo linear verde e é apresentado na coluna Y.

Eixo Z, que mede o movimento de intusão-extrusão ao longo do eixo linear azul e é apresentado na coluna Z.

Os eixos no widget têm a forma de setas. Se o movimento for realizado ao longo da direção da ponta da seta, o número será positivo. Se o movimento for efectuado na direção oposta, o número será negativo. Um dente pode mover-se nos três planos do espaço ao mesmo tempo.

7) ROTAÇÃO:

A janela de rotação mostra a rotação que é aplicada a cada dente ao longo dos três eixos de rotação representados no widget de movimento. Estes eixos de rotação são:

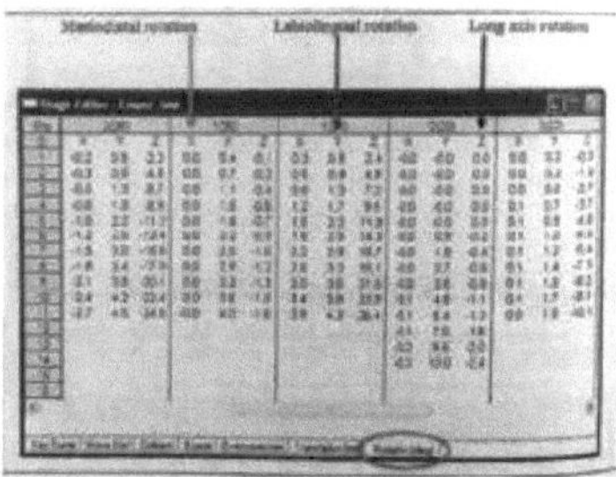

Figura 56 Janela de rotação

Eixo de rotação X, que mede a rotação mesiodistal ao longo do eixo de rotação vermelho e é apresentado na coluna X.

Eixo de rotação Y, que mede a rotação labiolingual ao longo do eixo de rotação verde e é apresentado na coluna Y.

- Eixo de rotação Z, que mede a rotação ao longo do eixo longo do dente ao longo do eixo de rotação azul e é apresentado na coluna Z.

Se a direção do movimento for no sentido dos ponteiros do relógio, o número será negativo. Se o movimento for no sentido contrário ao dos ponteiros do relógio, o número será positivo. Um dente pode rodar nos três planos do espaço ao mesmo tempo.

ANCHORAGE:

Os casos podem ser preparados utilizando um padrão de ancoragem baixo ou alto.

PADRÃO DE ANCORAGEM BAIXO:

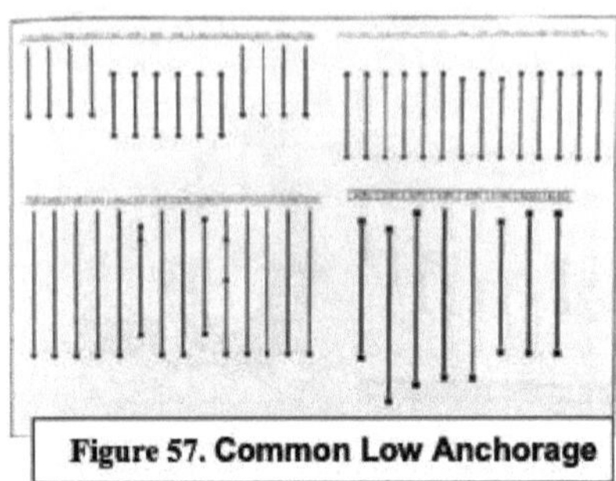

Figure 57. Common Low Anchorage

Um padrão de ancoragem baixa também é conhecido como padrão de escalonamento igual ou padrão X. Ocorre quando todos os dentes se movem simultaneamente ao longo da sequência. A velocidade máxima de movimentação dos dentes é de 0,25mm/estágio, e geralmente todos ou a maioria dos dentes são

a deslocar-se por todos os dentes a várias velocidades, consoante a distância total que cada dente tem de se deslocar. Os casos de baixa ancoragem são normalmente utilizados em casos de encerramento de espaço Tipo I, casos de extração de incisivos mandibulares e casos de expansão ou apinhamento em que não é necessária distalização. Para evitar colisões intra-arco ao longo da sequência de movimentos, podem ser utilizados pontos de estrutura chave intermédios para gerir qualquer sobreposição entre os dentes.

PADRÃO DE ANCORAGEM ELEVADO:

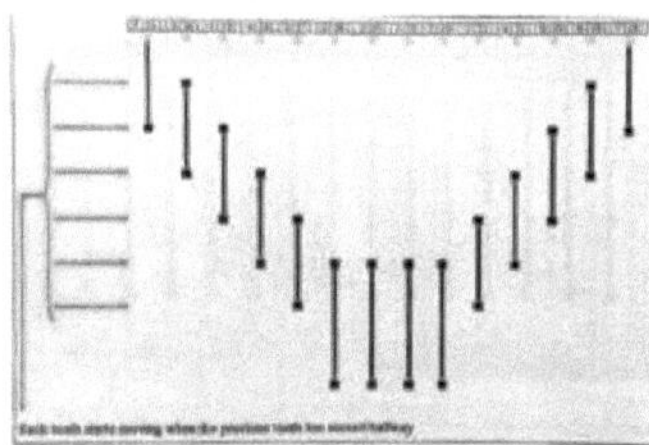

Figura 58. Ancoragem alta

Um padrão de ancoragem elevado é também conhecido como padrão em V. É utilizado quando a ancoragem intra-arco deve ser maximizada. O padrão de ancoragem alta é utilizado em casos com distalização dos dentes posteriores, casos de fecho de espaço tipo II, casos de fecho de espaço recíproco e casos em que o desvio da linha média deve ser corrigido.

No padrão de ancoragem alta, apenas dois dentes posteriores podem se mover simultaneamente, com o segundo começando a se mover quando o primeiro estiver na metade do seu movimento. A velocidade máxima para os dentes posteriores é de 0,33mm/estágio.

CÁLCULO DE REPROXIMAÇÃO:

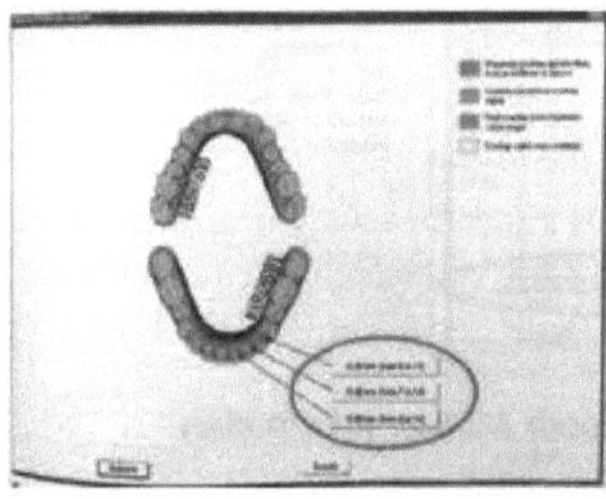

Figura 59. Cálculo da reproximação

Antes de guardar a configuração, o cálculo de reproximação é executado para verificar as colisões interproximais durante a preparação do caso. Com base em parâmetros predefinidos, o formulário de reproximação é criado para mostrar ao clínico os contactos interproximais que irão necessitar de IPR, a quantidade de IPR necessária e o momento da reproximação.

Esta informação é visualizada no Treat na janela de resultados da reproximação de uma forma gráfica e é enviada para o médico como um ficheiro Adobe acrobat juntamente com o Clincheck.

PERMITIR COLISÕES:

Quando ativar colisões é selecionado, todas as áreas onde os dentes se tocam ou sobrepõem - tanto oclusal como interproximalmente - são realçadas a vermelho. Isto permite ao técnico ajustar visualmente a oclusão e os contactos entre os dentes, bem como visualizar as áreas onde o IPR é necessário na configuração.

- FERRAMENTAS DE MEDIÇÃO:

O software Treat dispõe de várias ferramentas de medição que permitem ao técnico aplicar quantitativamente as instruções do médico. Estas ferramentas também permitem ao técnico rever a quantidade e o tipo de movimentos que estão a ser realizados.

FERRAMENTA DE ANÁLISE DE BOLTON:

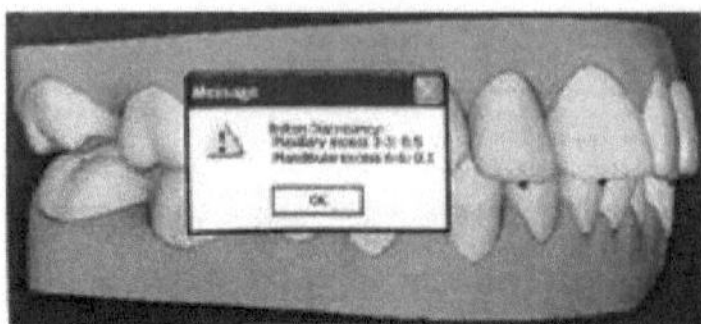

Figura 60.Boltonáliseintrodução

A ferramenta de análise de Bolton calcula a discrepância de tamanho dos dentes que está presente no caso. A ferramenta de análise de Bolton é utilizada para visualizar as relações proporcionais entre os dentes maxilares e mandibulares.

INFORMAÇÃO SOBRE O MOVIMENTO DOS DENTES:

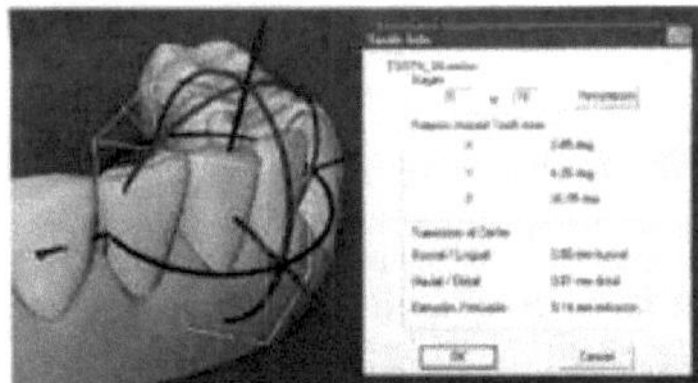

Figura 61. Janela de informação do movimento do dente

A janela de informações sobre o movimento do dente fornece uma revisão das informações clínicas sobre as medições lineares que estão a ser aplicadas ao dente selecionado, bem como a rotação em torno do seu eixo longo.

Mostra a quantidade de movimento de intrusão ou extrusão, a quantidade de movimento labial ou lingual, a quantidade de movimento mesial ou distal, bem como a quantidade e direção da rotação que é aplicada ao dente em torno do seu eixo longo.

INFORMAÇÕES SOBRE O ARCO:

Quando um dos arcos é selecionado no software Treat, a ferramenta de informação do arco permite ao técnico visualizar informação descritiva, como o comprimento do arco, o perímetro, a largura intercanina e intermolar.

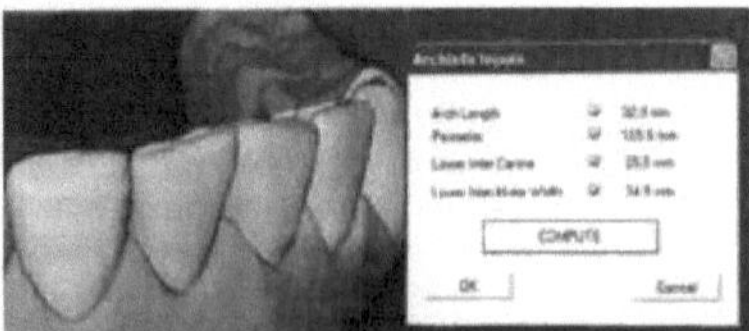

Figura 62. Janela de informação do arco

ATAQUES:

Os attachments são utilizados para criar uma melhor fixação para o alinhador mover os dentes. São utilizados quando a anatomia dos dentes não fornece suficientes rebaixos para que o alinhador agarre os dentes de forma sólida, para melhorar a retenção dos alinhadores e fornecer ancoragem suficiente para que determinados movimentos sejam expressos clinicamente. Tanto no Treat como no Clincheck, os attachments são apresentados como formas vermelhas. Atualmente, estão disponíveis attachments elipsoidais e rectangulares. Podem ser colocados manual ou automaticamente, de acordo com o protocolo de attachments do Invisalign.

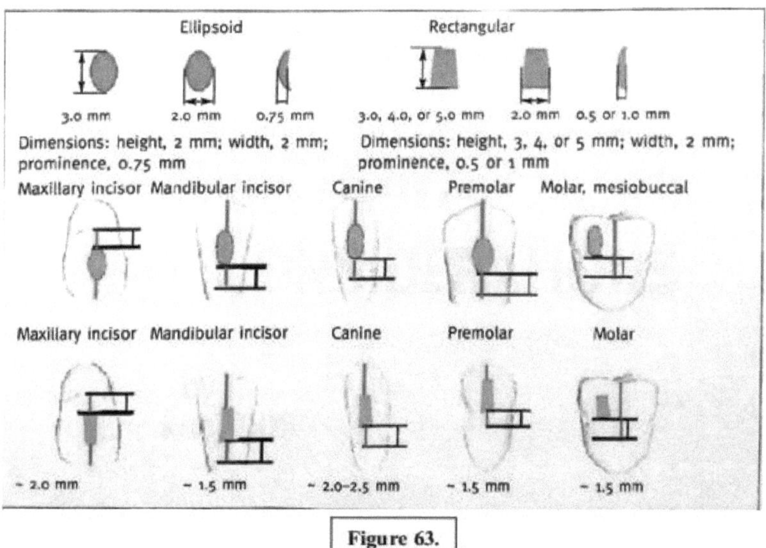

Figure 63.

- COMENTÁRIOS:

O item de menu Notepad permite ao técnico escrever comentários individualizados para o médico rever no Clincheck. O menu Bloco de notas tem duas áreas, uma área superior intitulada Comentários aos clientes e uma área inferior denominada Notas. Tudo o que for escrito na secção Comentários para o cliente será carregado através do Clincheck para ser revisto pelo médico. Os comentários escritos na área Notes (Notas) não são carregados e destinam-se a utilização interna.[30]

VICTORIA LYNSKEY (2007) apresentou um novo protocolo para o invisalign. O novo protocolo recomenda o estadiamento simultâneo. Todos os dentes são movimentados em conjunto desde a fase inicial até à fase final, tal como no tratamento ortodôntico tradicional. O dente que precisa de mais movimento dita, portanto, o número total de etapas, ou alinhadores, com base na velocidade máxima permitida do dente. Invisalign descobriu que mover os dentes simultaneamente reduz a velocidade de todos os outros movimentos, aumentando a previsibilidade sem aumentar o número total de alinhadores. Por exemplo: no passado, talvez tivéssemos de criar espaço para o apinhamento anterior movendo primeiro os dentes posteriores e depois os dentes anteriores. Agora todos os dentes estarão a mover-se ao mesmo tempo, apenas a velocidades diferentes. As perguntas que eu tinha quando esses protocolos foram explicados pela primeira vez tinham a ver com "colisões". As colisões ocorrem quando não há espaço entre os dentes, fazendo com que eles se prendam.

CLINCHECK:

O ficheiro que o técnico cria chama-se ficheiro Treat, que é convertido em ClinCheck para facilitar a transferência do ficheiro para o médico através da Internet. O ficheiro ClinCheck é uma representação virtual tridimensional do plano de tratamento prescrito por um médico. O software ClinCheck fornece ferramentas de visualização e navegação que facilitam muito o planeamento do tratamento.

O ClinCheck é constituído por dois componentes principais:

- Uma série de imagens gráficas computorizadas dos dentes do paciente através de várias fases de movimento, desde a posição inicial até à posição final.
- Plástico transparente moldado sob pressão feito a partir de modelos SLA de imagens no primeiro
componente.

Os ClinChecks são criados pelos técnicos formados, utilizando o software proprietário da Align Technology, juntamente com os registos dos pacientes fornecidos e o formulário de tratamento do médico. O ClinCheck é enviado via Internet para o médico para revisão. Assim que o médico aceita o ClinCheck, começa a produção dos moldes SLA. Estes modelos de resina são enviados para o México para o fabrico final dos alinhadores. Uma vez concluídos, os alinhadores são enviados diretamente para o médico assistente. [31]

Capítulo 10

ANEXOS

Os sistemas ortodônticos tradicionais são concebidos em torno de componentes que transmitem forças (i.e. fios) e elementos que aplicam essas forças (i.e. brackets) aos dentes. O Sistema Invisalign também segue esta conceção: direcciona a aplicação de força aos dentes através de componentes intermédios - alinhadores e attachments. Os alinhadores são semelhantes aos arames e os attachments são correspondentes aos brackets.

Em geral, os dentes não possuem pontos de aquisição operatórios sobre os quais qualquer sistema de aparelhos possa atuar eficazmente. Nos sistemas convencionais de aparelhos, isto é resolvido através da colagem de brackets padronizados aos dentes. No sistema Invisalign, os pontos de compra necessários são criados através da formação e aplicação de formas pré-determinadas, que são agrupadas sob a designação de attachment.

TERMINOLOGIA:

- Anexo:

Um objeto adicionado à representação informática da geometria do dente que pode ou não ser adicionado ao dente real. Um attachment é facilmente identificado na apresentação do ClinCheck como um corpo geométrico vermelho que se encontra sobre uma ou mais superfícies do dente.

Existem 3 tipos de ligação:

- Real: a manifestação física de qualquer ligação ou a representação informática que se torna realidade.
- Virtual: uma forma que é formada num alinhador mas que não é subsequentemente reproduzida como uma entidade física colada num dente.
- Janela: Um acessório formado parcial ou totalmente à volta do dente para criar espaço para este se mover ou para o isolar dos movimentos de outros dentes. Os encaixes de janela são sempre apresentados numa cor translúcida para que o dente subjacente também possa ser visto.
- Base: a parte de um acessório que penetra no dente na representação computorizada de um tratamento. É a geometria roxa translúcida que produz um perfil contínuo entre o dente e o acessório.
- Cavidade: a forma formada no alinhador por um acessório real ou virtual que está presente e é visível na representação informática.
- Canal: um canal que corre geralmente apicalmente a partir do aspeto gengival de um acessório ou da sua cavidade até ao bordo gengival de um alinhador. É formado no alinhador através da colocação de um ou mais acessórios virtuais na gengiva do acessório real. É criado um canal para facilitar a colocação e remoção do aparelho, ou para beneficiar a interação da cavidade e do acessório.
- Fixação dinâmica: Um conceito em que o acessório virtual e consequentemente a sua cavidade diferem de uma forma pré-determinada do acessório real colado. O desajuste intencional criado entre o aparelho e o acessório associado gera forças e momentos para efetuar movimentos dentários que, de outra forma, poderiam ser problemáticos com os alinhadores.
- Envolvimento: O grau de ligação e de congruência de cavidades ou de acasalamento.
- Pegada: A área de contacto entre um dente e o acessório colado a ele.
- Orientação: O alinhamento dos eixos de um acessório em relação aos de outro objeto -

normalmente o dente subjacente.

- Posição: É descrita em relação ao dente ou dentes subjacentes.
- Proeminência: A distância projectada entre a parte mais labial de um acessório geometria e o ponto mais próximo do dente sobre o qual é colocado.
- Faseamento: O momento de um evento durante um tratamento Invisalign. Tal como utilizado no contexto de attachments, é quando um attachment está presente ou visível num tratamento.

CLASSIFICAÇÕES:

Existem 3 categorias fundamentais de anexos:

- Os que assistem aos movimentos
- Os que aumentam a retenção do aparelho
- As que asseguram ou apoiam funções auxiliares.

Os acessórios de movimento destinam-se especificamente a induzir ou auxiliar o reposicionamento dos dentes aos quais estão colados.

Os desenhos de retenção promovem normalmente movimentos nos dentes que não aquele a que o acessório está fixado, os acessórios de retenção servem como pontos relativamente fixos contra os quais o alinhador pode atuar.

Os acessórios auxiliares podem ser colocados para atuar sobre os dentes a que estão ligados, sobre outros dentes da arcada ou em conjunto com outros componentes - sobre dentes da arcada oposta.

Anexos de movimento:

Existem duas formas básicas de interação entre um alinhador e um attachment. A primeira é quando os attachments virtuais e reais são idênticos. A aplicação bem sucedida deste conceito baseia-se na expetativa de que sucessivas e pequenas deslocações diferenciais entre o acessório colado e a sua cavidade geram a deformação necessária na cavidade do alinhador para que este se estique sobre o acessório colado à medida que o alinhador é pressionado sobre os dentes.

A recuperação da tensão induzida pela cavidade é transferida através do acessório como o deslocamento pretendido do dente.

Este método tem tido um sucesso limitado tanto em tratamentos clínicos como comerciais.

Primeiro, o tamanho dos deslocamentos diferenciais é crucial para uma execução efectiva. Se o deslocamento for demasiado grande, a cavidade não pode distender-se localmente o suficiente para encaixar o acessório, mas irá "subir" no acessório à medida que os alinhadores se curvam para fora para acomodar a interferência.

Em segundo lugar, qualquer distensão da cavidade teria necessariamente de ser isotrópica em relação à fixação para que a cavidade pudesse recuperar a congruência. No entanto, as condições morfológicas e dimensionais, bem como a espessura variável do material do alinhador, produzem uma distensão anisotrópica. Tipicamente, a fixação e a cavidade acompanham-se ao longo de várias fases; no entanto, em última análise, há um início de incongruência que se agrava com o tempo.

A segunda forma de interação entre o attachment e o alinhador é quando os attachments virtuais e reais têm formas calculadamente diferentes.

Esta interação permite a geração de forças a partir da curvatura do alinhador para fora dos dentes. Esta deformação é mais previsível e quantificável para um determinado tratamento. Além disso, a força causada pela deflexão pode ser facilmente alterada através da adição ou remoção de efeitos geométricos na região circundante.

Esta interação tem outra vantagem sobre as interacções congruentes, na medida em que tem propensão para se auto-corrigir. Se o dente não seguir o seu movimento programado no alinhador, os seguidores no alinhador interferem ainda mais com os encaixes subjacentes do came. O aumento da força tende a compelir o dente a voltar a estar de acordo com os movimentos programados.

Uma configuração dinâmica de attachments segue a seguinte progressão: attachments reais são aplicados nas superfícies dentárias vestibular c lingual numa fase anterior ao início do movimento desejado; estes são substituídos na fase seguinte pelas versões virtuais dos attachments, e um attachment de janela aparece nesta mesma fase. Estes são normalmente removidos do tratamento em três fases após o movimento programado ser totalmente expresso.

Anexos de retenção:

Devido a factores como coroas clínicas curtas, rebaixos insuficientes, dentes em falta ou extraídos e discrepâncias acentuadas no tamanho dos dentes, há alturas em que a retenção do aparelho tem de ser aumentada para assegurar que as forças da magnitude, direcções e pontos de aplicação desejados são realizadas. Esta retenção aumentada é facilmente conseguida através da inclusão de attachments no tratamento. Os attachments colocados para retenção são sempre do tipo de encaixe.

A outra utilização significativa dos attachments de retenção é para um aumento localizado da resistência do aparelho a ser deslocado nos dentes vizinhos a um dente
alvo da intrusão. A configuração típica é colocar um acessório na superfície vestibular de cada dente imediatamente mesial e distal ao dente a ser intruído.

Quer seja para retenção geral ou local do aparelho, o padrão atual é aplicar attachments congruentes com uma proeminência nominal não superior a 0.75mm. O risco óbvio é que estes sejam demasiado retentivos e que o paciente tenha dificuldade em remover os alinhadores. Por conseguinte, é aconselhável utilizar com moderação acessórios muito proeminentes.

Quando é indicada a necessidade de attachments de retenção de maior proeminência, pode ser aconselhável a utilização de attachments de canal ou attachments que se estendam para além da margem gengival. A colocação destes pode aliviar as forças de remoção excessivas direccionadas aproximadamente ao longo dos eixos oclusogengivais, ao mesmo tempo que proporciona uma retenção mesiodistal.

Acessórios auxiliares:

Os attachments têm inúmeras aplicações como elementos auxiliares de tratamento. As suas funções são a criação de forças ortodônticas com a magnitude e direção desejadas.

Aumento de força:

Todas as forças geradas por um alinhador são devidas a deformações que alteram a sua forma sem carga.

Existem áreas do aparelho que são claramente de resistência inadequada para os movimentos dentários que se espera que causem. Estas áreas encontram-se predominantemente ao longo do bordo gengival do alinhador e onde existem grandes espaços entre dentes adjacentes. O tratamento pode ser complementado com um acessório virtual para alterar a geometria do alinhador e as consequentes forças que este aplica aos dentes.

Pontos de fixação:

Os acessórios podem ser utilizados para facilitar a utilização de botões, ganchos ou outros componentes de ligação. Foram criados vários acessórios claramente com o objetivo de formar superfícies nas quais se podem fixar ganchos e botões, quer através de ligações adesivas, quer através de interação mecânica. Outra implementação particular de attachments virtuais como pontos de fixação é criada quando os alinhadores são usados como talas cirúrgicas. De uma forma semelhante à perfuração das cavidades dos encaixes para os utilizar como pontos de fixação para talas cirúrgicas, estes também podem ser cortados. O entalhe que se forma pode ser utilizado como gancho para elásticos.

As vantagens da formação de pontos de fixação no alinhador:

- A geometria mantém a sua posição relativamente ao dente ou dentes subjacentes ao longo do tratamento.
- Os componentes podem ser colados nos mesmos locais facilmente e em qualquer fase.
- A geometria pode ser controlada para estar presente no alinhador apenas nos fases em que é necessário.
- A fixação pode ser alargada a um ou mais dentes para criar sistemas de força que de outra forma não seriam possíveis.
- Podem ser colocadas várias fixações adjacentes para criar uma gama de pontos de fixação.

Mecânica inter-arcos:

Distalização: -

Um novo meio de implementar o tratamento elástico de Classe II usando alinhador foi proposto pelo Dr. Warren Wakerlin. Para este fim, um acessório foi desenhado para ser colocado nos caninos superiores. Existe um orifício através do acessório que corre paralelo ao longo eixo do dente. Este orifício resolve-se como depressões nas superfícies superior e inferior do acessório quando o alinhador é formado.

Nalguns casos, pode ser necessário adicionar acessórios nos dentes distais ao canino para melhorar a retenção do alinhador.

Adereços para mordidelas:-

Alguns casos do Sistema Invisalign requerem que a mordida seja aberta para permitir o reposicionamento dos dentes. Este suporte pode ser produzido nos alinhadores através da utilização de um acessório virtual. A evidência clínica sugere que os alinhadores corrigem as mordidas cruzadas de forma mais eficiente do que a ortodontia convencional.

Dispositivos de reposicionamento mandibular:-

A ideia de utilizar o sistema Invisalign para criar um dispositivo de alinhamento específico para o paciente, muito semelhante ao MARA, foi proposta pelo Dr. Robert Fry.

Esta construção aumenta o conforto do paciente devido ao ajuste exato e personalizado possível com os processos de produção da Align. Maior precisão e flexibilidade na definição e ajuste da mecânica interarcos através do controlo do posicionamento dos componentes antes de se comprometer com a produção do dispositivo e, em geral, melhor saúde oral, uma vez que todo o aparelho é removível e a colagem é minimizada ou eliminada.

Reservatórios:

A função dos encaixes não tem de se limitar apenas à sua utilização como componentes auxiliares destinados a movimentar os dentes. A cavidade criada num alinhador por um acessório pode também ser explorada como um ponto de dispersão de substâncias ou um recetáculo para dispositivos.

FACTORES DE CONCEPÇÃO:

Os aspectos que impulsionam os designs de attachments são semelhantes aos que conduzem aos designs de brackets - funcionalidade, conforto e estética.

Funcionalidade:-

O resultado pretendido é a principal consideração no início de qualquer projeto. Os aspectos funcionais incluem o desempenho, que pode ser definido como o papel do acessório para aumentar e facilitar o movimento dentário programado do alinhador.

Todos os attachments são concebidos para terem o mesmo sistema de coordenadas espaciais, de modo a obterem-se posicionamentos consistentes e previsíveis quando são aplicados nos dentes. O sistema de coordenadas define os controlos de posição e rotação que são utilizados para colocar um acessório numa determinada relação espacial em relação ao dente subjacente.

O perfil facial de um attachment define as suas pegadas. Um attachment com uma proeminência de 0,75mm deve ter uma pegada não inferior a cerca de 5mm quando é formado em compósito e colado a um dente. A pegada normalmente precisa de se tornar maior à medida que a dimensão vestibulolingual de um acessório aumenta.

O processo de termoformagem utilizado para fabricar alinhadores determina a representação real da geometria. Existem dois factores principais que criam as diferenças entre a cavidade de fixação real.

O primeiro é o efeito de rede que ocorre em torno do corpo de fixação durante a termoformagem do alinhador. O efeito de teia ocorre quando um material atravessa uma transição geométrica em vez de se conformar às suas superfícies. O segundo fator principal que cria diferenças entre a cavidade de fixação pretendida e a real é o efeito de ponte que resulta de outras geometrias locais. As teias e as pontes são predominantemente benéficas para o conforto e ajuste do alinhador, mas são prejudiciais para a formação e aplicação de attachments.

A durabilidade de um acessório é uma função de três componentes principais: forma, material e ambiente.

Não foram aconselhadas arestas distintas ou afiadas para os encaixes de compósito, porque tendem a degradar-se ao longo do tempo de forma mais substancial e mais rápida do que quando a forma do encaixe flui mais suavemente. O material recomendado para os encaixes tem sido os compósitos de resina. A resistência ao desgaste dos compósitos está geralmente bem documentada e compreendida. O ambiente é o fator desconhecido e incontrolável na durabilidade do acessório. O paciente é instruído a evitar alimentos duros e a resistir à escovagem excessiva.

Estética:-

Os compósitos utilizados para formar os attachments podem ser combinados com a cor dos dentes do paciente. A presença dos alinhadores também atenua a obstrução visual dos attachments.

Conforto:-

São feitos esforços para minimizar o incómodo, mantendo as pegadas pequenas, as proeminências baixas e a forma sem arestas vivas.[1.]

ACESSÓRIOS INVISALIGN: MATERIAIS

Com os attachments, o tratamento pode prolongar-se por vários meses e mesmo por alguns anos, pelo que as propriedades de desgaste e a resistência da ligação ao esmalte são propriedades importantes para a seleção de um material adequado. Um material de ligação bem sucedido deve cumprir os seguintes critérios :

- Dimensionalmente estável
- Fluido
- Capaz de penetrar na superfície do esmalte
- Fácil de utilizar clinicamente.

Uma vez que os attachments servem como extensões coladas dos dentes para ajudar a alcançar movimentos dentários específicos e adicionar retenção, são uma parte importante do Sistema Invisalign. A forma e a posição do acessório são determinadas aquando da configuração do ClinCheck. O técnico pode criar um acessório virtual no modelo 3-D no ambiente do software Treat que permanece na mesma posição do dente em cada fase, independentemente do movimento programado para cada dente.

Os encaixes colocados na configuração virtual são incorporados nos modelos de resina para cada fase do alinhador. É criado um modelo de encaixe para transferir a forma e a posição exactas do encaixe do modelo 3-D para o dente real.

CONSIDERAÇÕES BIOMECÂNICAS:

Extrusão:-

A magnitude e a direção do movimento dentário programado em cada alinhador afecta a capacidade do alinhador de se adaptar aos dentes. Estes movimentos são menos previsíveis com os alinhadores na ausência de tratamento auxiliar com elásticos verticais. Os attachments de compósito podem ajudar a criar um rebaixo artificial para permitir que o alinhador agarre melhor o dente.

No entanto, se for criada uma interferência na superfície facial, o dente pode ser deslocado para a língua em resposta à força gerada pela flexão do alinhador.

Intrusão:-

São colocadas fixações para evitar a separação do alinhador dos dentes posteriores; o alinhador é capaz de exercer uma força vertical para intruir os incisivos. A intrusão dos dentes posteriores representa um maior desafio biomecânico do que a intrusão dos dentes anteriores.

Rotação:-

A remoção de dentes cilíndricos também apresenta desafios biomecânicos devido à superfície interproximal mínima e aos rebaixos disponíveis ao longo do plano oclusal horizontal para o alinhador. A colocação de attachments vestibulares e linguais é projectada para criar pontos de compra do alinhador para um melhor acompanhamento durante o movimento dentário.

Tradução:-

A melhoria da translação radicular é uma terceira aplicação clínica dos attachments de compósito. Para alcançar a translação radicular e evitar a inclinação da raiz, a força ortodôntica deve ser gerada perto da área gengival do dente. Os attachments rectangulares podem ser utilizados nesta circunstância porque os lados do attachment criam uma superfície adicional de contacto com o alinhador perto do terço gengival do dente.

FIXAÇÃO DE COMPÓSITO PRÉ-FORMADO:

Um desenvolvimento promissor na conceção de acessórios é a utilização de acessórios compósitos pré-formados. A utilização de um acessório tradicional em compósito moldado tem as seguintes desvantagens:

- É necessário melhorar o pormenor e a definição da forma. Quando o modelo é termoformado no modelo de resina estereolitográfica [SLA], alguma da definição do bordo de fixação pode perder-se durante a formação do modelo.

- Alguns acessórios podem desgastar-se ou partir-se com o tempo.
- A quantidade de compósito flash formado durante o processo de colagem.

A solução para estes problemas é a utilização de attachments de compósito pré-formados. É suficientemente durável para resistir à fratura e ao desgaste, o acessório pré-formado pode ser colado aos dentes utilizando a guia do modelo de acessório. A quantidade de flash formado pode ser minimizada, e os acessórios podem ser fabricados com grande precisão para preservar a quantidade ideal de detalhes na forma.

A utilização de attachments é essencial para o sucesso do tratamento Invisalign. Uma vez que os attachments servem para a retenção e ajudam a obter movimentos dentários específicos, constituem uma parte essencial do tratamento com o sistema Invisalign.[2]

Capítulo 11

BIOMECÂNICA

O controlo da posição da raiz e da ancoragem é frequentemente o maior desafio enfrentado por qualquer ortodontista. Com um aparelho fixo típico, o fio é encaixado num braquete, com o adesivo retendo o braquete no dente. O fio ativo é deformado elasticamente e move o dente para uma determinada posição à medida que ele retorna à sua forma original.

Com um alinhador, o plástico encapsula o dente e, ao fazê-lo, deve fornecer tanto a retenção como a ativação para mover os dentes. As reentrâncias naturais dos dentes fornecem a retenção e a componente ativa para mover os dentes é fornecida pela deformação elástica do alinhador. Isto é importante por duas razões: primeiro, a deformação elástica do alinhador não pode ser tão grande que ultrapasse as forças de retenção; e segundo, há certas direcções em que o alinhador tem uma maior capacidade inerente de sofrer deformação elástica.

Por exemplo, um movimento faciolingual é bastante previsível porque todo o corpo do alinhador pode ser distorcido elasticamente e depois volta à sua forma original levando o dente consigo. O movimento total desejado é então subdividido de forma a que os alinhadores permaneçam dentro deste intervalo de deformação elástica e é efectuada uma sequência de alinhadores para realizar todo o movimento desejado. O número de alinhadores ou fases é então baseado na distância que o dente deve ser movido. Em contraste, um movimento vertical exigiria que o alinhador se esticasse essencialmente dentro da matriz do plástico e, ao mesmo tempo, mantivesse a retenção do dente que estava a tentar mover.

Devido ao facto de existir uma capacidade muito limitada de elasticidade dentro do próprio plástico, estes movimentos têm de ser divididos em incrementos muito pequenos e são considerados difíceis. Tendo em conta esta compreensão da natureza básica da forma como os alinhadores movem os dentes, não é surpreendente que existam vários movimentos que são considerados imprevisíveis com os alinhadores. Alguns destes movimentos difíceis incluem o controlo do torque, o paralelismo radicular, as rotações e as extrusões.

Os níveis de força necessários para efetuar diferentes movimentos têm vindo a diminuir constantemente. Continuando com esta tendência, estudos recentes sugeriram que, com o tempo, mesmo forças tão baixas como 18 *g* são suficientes para produzir movimentos corporais. Uma vez que a força fornecida com um alinhador é de 200 *g* inicialmente e decai para um nível essencialmente constante de 40 *g* em cerca de 48 horas, não deve haver qualquer problema em fornecer forças adequadas aos dentes para criar os movimentos desejados.

A forma como a força é aplicada e a reação do dente a essa força são funções de múltiplos factores. Estes incluem o centro de rotação, o centro de resistência e o ponto em que a força é aplicada. O objetivo é controlar a posição da raiz durante o movimento para alcançar os resultados finais desejados com o mínimo de complexidade. O controlo do rácio momento/força pode fazer isso.

Um dos problemas que se verificam quando se tenta efetuar movimentos das raízes dos incisivos com alinhadores é que o movimento pretendido e o movimento real são por vezes diferentes. A razão para isto é que não existe retenção suficiente para compensar a força necessária para gerar o movimento. Uma solução para a deslocação do alinhador é o desenho e a colocação correcta dos encaixes. Os attachments podem ser utilizados para a retenção do alinhador, bem como para melhorar ou facilitar movimentos dentários específicos.

A chave é fornecer uma saliência para o alinhador agarrar, que seja perpendicular à direção da deslocação e de tamanho suficiente para fornecer uma área de superfície suficiente para compensar a força aplicada. Outra regra simples é colocar o acessório suficientemente afastado da margem gengival para que o alinhador não se espalhe ou estique e escorregue do acessório. Este é um conceito importante porque, com o tempo, os alinhadores tendem a "relaxar" - isto é, exercem menos força, pelo que o efeito secundário observado clinicamente é que o terço gengival tende a tornar-se menos retentivo[34] .

CONTROLO DO BINÁRIO:

Uma força líquida de 40 g (força de nível de base de um alinhador após 48 horas) destinada a mover o dente lingualmente exigiria um momento de 320 a 400 g-mm (rácio M/F 810) para o movimento corporal ou superior a 400 g-mm (rácio F/M inferior a 10) para o movimento lingual da raiz. Um desenho ou colocação incorrecta do acessório permite a aplicação de apenas 280 g-mm de momento em conjunto com 40 g de força, resultando numa inclinação lingual controlada da coroa. Deve-se ter em mente que o alinhador fornece o mesmo nível de força em ambos os lados dos dentes, mesmo que as forças possam estar em direcções opostas. Isso significa que, na ausência de espaços para fechar, assim como nos aparelhos fixos, deve haver algum sistema de força externo, como os elásticos interarcos, para fornecer uma força distalizante líquida nos dentes anteriores superiores para produzir o movimento lingual da raiz.

Figura 64. Força aplicada pelo alinhador na superfície facial
Figura 65. diagrama com fixação no terço incisal

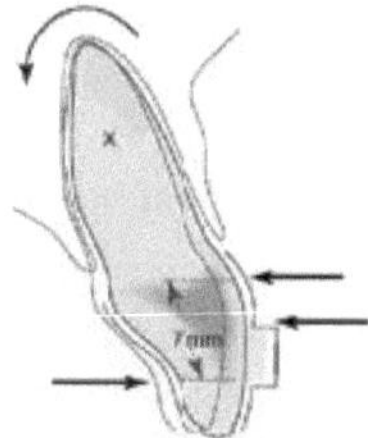

Figura 66. Diagrama força-momento com fixação no terço médio do dente

Os attachments, porque é difícil para o paciente inserir e remover os alinhadores. Se o acessório e o alinhador não estiverem completamente acoplados, o resultado é um sistema de forças indesejado e movimentos dentários imprevisíveis.

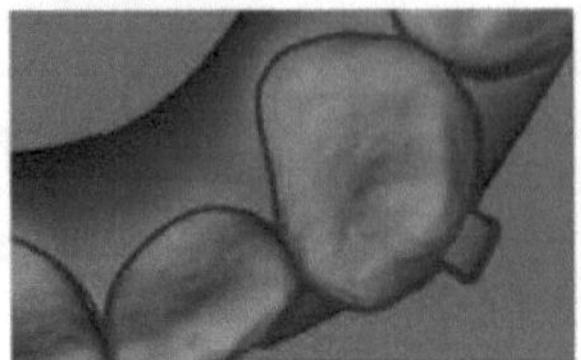

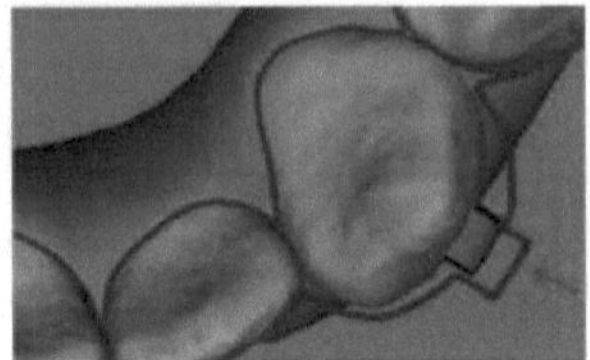

Figura 67 Alinhador e fixação retangular corretamente acoplados
Figura 68 Alinhador e fixação retangular indevidamente acoplados

Para facilitar a inserção e remoção, bem como para eliminar a situação de tudo ou nada, o acessório biselado foi desenvolvido rodando uma parte do acessório retangular virtualmente para dentro da superfície do dente.

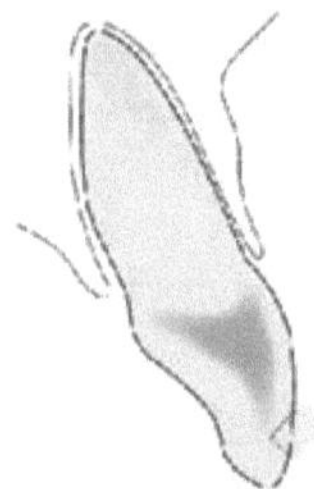

Figura 69. O chanfro

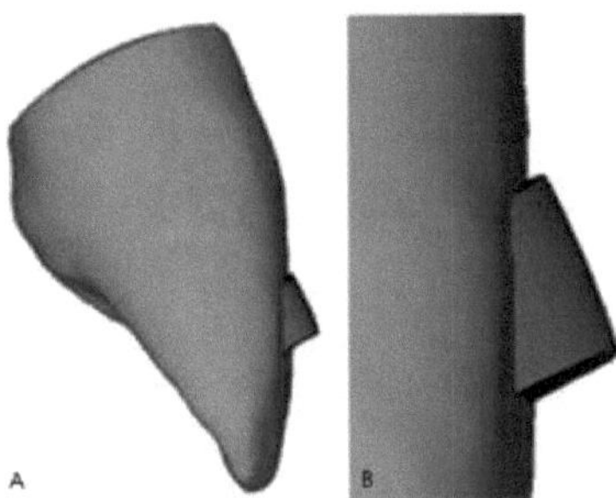

Figura 70. A) Fixação gengival biselada
Figura 71. B) Grande plano de fixação gengival biselada

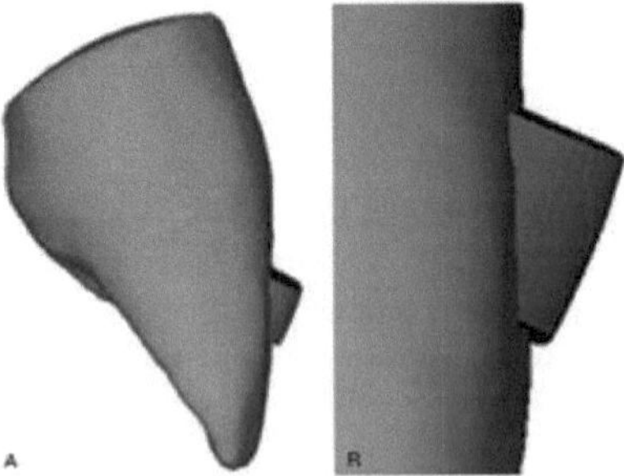

Figura 72. A) Fixação oclusal biselada
Figura 73. B) Grande plano da fixação oclusal biselada

O acessório biselado pode ser utilizado em várias orientações, bastando que o técnico rode o acessório de forma diferente. Existem teorias segundo as quais rodar o bisel em direcções específicas irá melhorar movimentos específicos. Estão a decorrer investigações para determinar a eficácia dessas orientações.

Os acessórios podem ser utilizados em qualquer local que melhore a retenção ou o movimento. Uma alternativa aos attachments que ajudam a facilitar o controlo do torque é o power ridge. As cristas motoras são corrugações projectadas colocadas em locais específicos para melhorar o rebaixo perto da margem gengival dos dentes submetidos a movimentos de torção. As cristas funcionam de duas formas. A primeira é endurecer o terço gengival do alinhador para o tornar mais resistente. A outra é fornecer força adicional o mais próximo possível da margem gengival para aumentar o braço de momento efetivo do alinhador. A vantagem óbvia dos power ridges é que os attachments não precisam de ser colocados ou removidos, e são esteticamente mais aceitáveis para o paciente.

Todos os três tipos de attachments não estão totalmente envolvidos inicialmente quando são colados ao dente. À medida que o paciente vai passando pelos diferentes alinhadores, os attachments tornam-se mais activos até preencherem finalmente a ranhura do alinhador. As indentações são colocadas nos alinhadores onde o torque lingual da raiz é necessário para os incisivos maxilares ou mandibulares. São indentações no poliuretano que colocam uma pressão acrescida em pontos específicos da coroa para produzir um momento de acoplamento e torcer a raiz.[9]

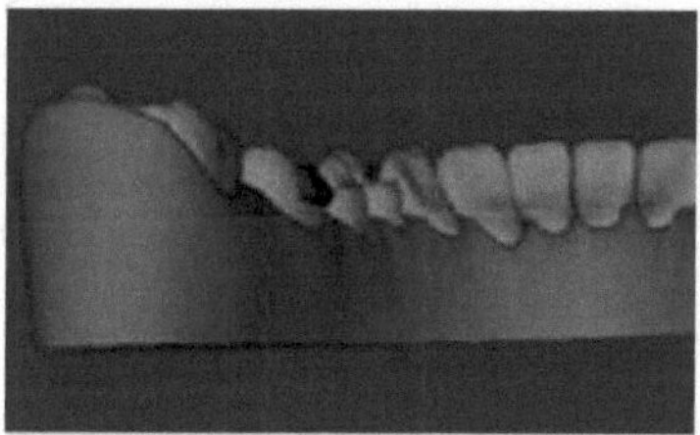
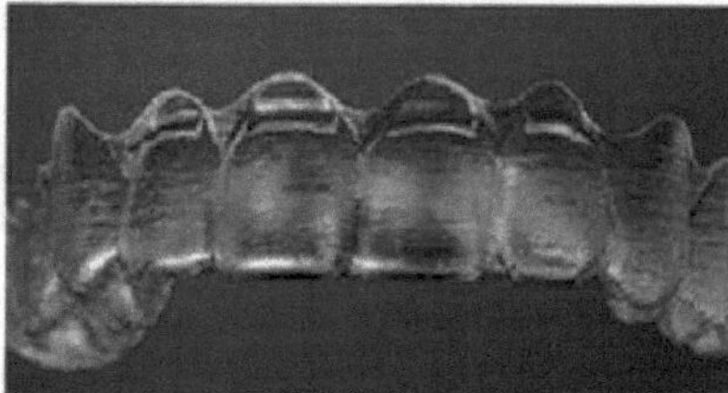

Figura 74. Fixação biselada na lingual do primeiro molar inferior
Figura 75. Potência

PARALELISMO DE RAIZ:

Outro aspeto da biomecânica, especialmente pertinente para o tratamento de extracções, é o controlo da inclinação para conseguir o paralelismo radicular. Quando uma força é aplicada na tentativa de mover um canino para distal, o dente irá girar em torno do centro de resistência. Será necessário um momento suficiente para se opor ao movimento de inclinação. Isto é mais problemático porque num movimento mesio distal típico, como num cenário de extração, o alinhador entra em contacto com o dente numa superfície que é paralela à direção da força. O resultado é que existe pouco, ou nenhum, braço de momento criado sem a utilização de acessórios substanciais.

Figura 74. Fixação biselada na lingual do primeiro molar

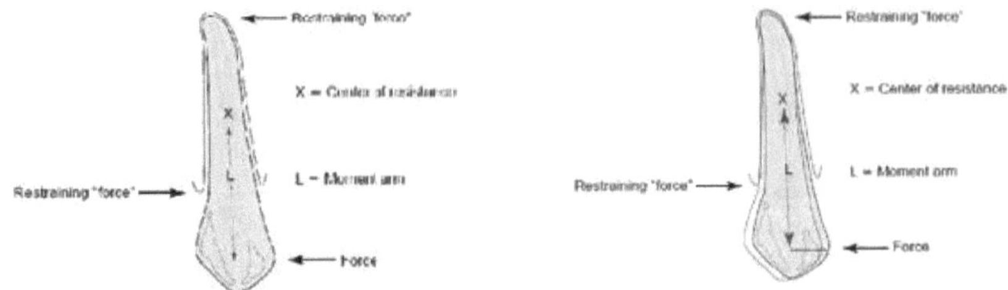

Figura 77. Aplicação de força contra a mesial do canino superior
Figura 78. Efeito da aplicação de força contra a mesial do canino superior

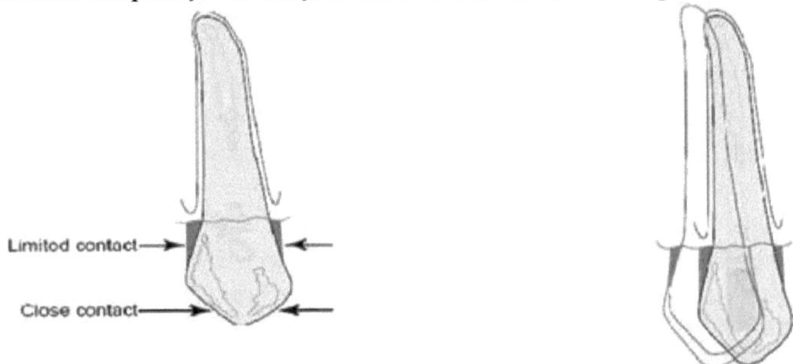

Figura 79. Contacto do alinhador com o canino superior
Figura 80. Movimento controlado do canino superior com fixação vertical

Uma ideia que remonta ao final de 1800 foi a de colocar um acessório no aspeto gengival de um bracket que se estende em direção ao centro de resistência, numa tentativa de diminuir a quantidade de inclinação quando os dentes são movidos mesiodistalmente. Estas extensões gengivais são frequentemente descritas como braços de força. Braços de força foram adicionados ao sistema de força com Invisalign numa tentativa de alterar o sistema de força-momento. Em teoria, a adição de um braço de força auxiliar realiza duas coisas. Primeiro, move a aplicação da força para mais perto do centro de resistência. Segundo, cria um momento secundário devido à pressão contra a distal do alinhador. Infelizmente, a aplicação clínica não é tão benéfica como com os aparelhos fixos.

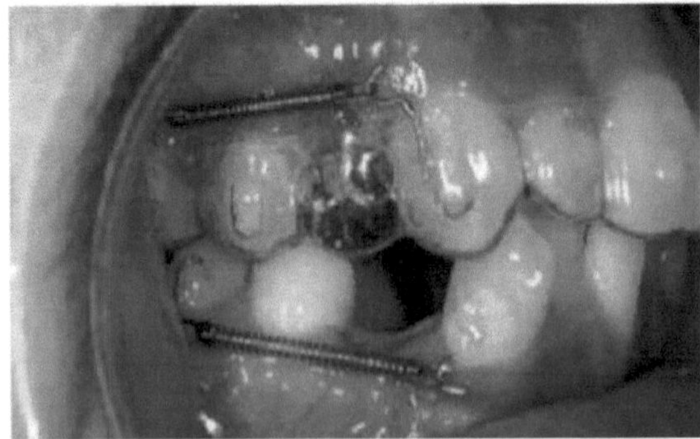

Figura 81. Braços eléctricos feitos à mão em combinação com alinhadores

Infelizmente, muitas vezes os caninos permanecem na vertical durante a retração para os espaços pré-molares, enquanto os molares, especialmente os molares superiores, tendem a inclinar-se mesialmente. Isto é frequentemente referido como "dumping". A inclinação ocorre mesmo quando os molares estão simplesmente a ser usados como ancoragem para a retração anterior. Isto é provavelmente causado pela relação indesejável entre a coroa e a raiz combinada com a grande área de superfície da raiz sobre a qual as forças são distribuídas. Atualmente, estão a ser realizados trabalhos com vários desenhos de attachments acentuados, para demonstrar a capacidade de evitar previsivelmente o dumping molar, colocando dois attachments de 2 mm x 2 mm x 2 mm nos primeiros ou segundos molares superiores. Isto parece oferecer benefícios significativos, possivelmente fornecendo um meio de ter um par na própria coroa do molar. Os attachments elipsóides são utilizados em pares quando se tenta efetuar movimentos radiculares. Têm 3 mm de altura, 2 mm de largura e 0,75-1 mm de espessura e estão disponíveis para incisivos, caninos e pré-molares. Permite a produção de um momento de acoplamento às raízes verticais[9].

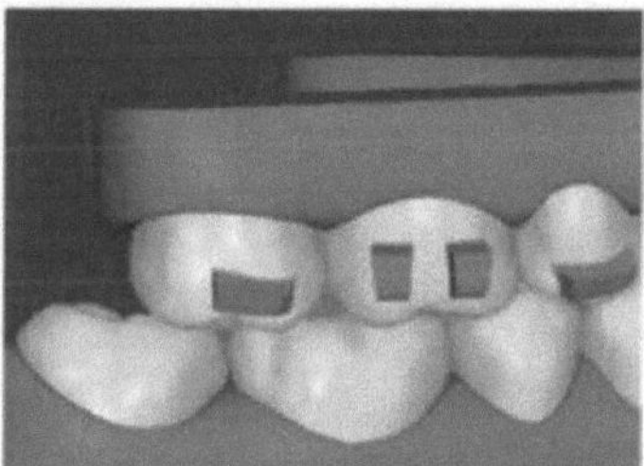

Figura 82 - Fixação do gémeo

ROTAÇÕES:

A correção de rotações com alinhadores pode ser problemática. Existem duas razões principais para este facto. A primeira é que os alinhadores produzem o movimento dentário através da ligeira distorção do plástico e, em seguida, voltam elasticamente à forma pré-determinada e transportam o dente com ele. No caso das rotações, o alinhador é incapaz de ser distorcido de uma forma que possa produzir um movimento de rotação significativo.

Uma comparação análoga seria tentar rodar um dente com um grande fio de aço. Alguns sugeriram que attachments chanfrados com o chanfro virado 90 graus mesiodistalmente; forneceriam uma superfície para permitir que o alinhador girasse os dentes. Mesmo com um acessório corretamente desenhado, outro problema com as rotações é que a raiz do dente não é um cilindro e, devido às dilacerações e variações da superfície da raiz, não há forma de o software do computador poder estimar adequadamente o verdadeiro eixo longo de rotação.

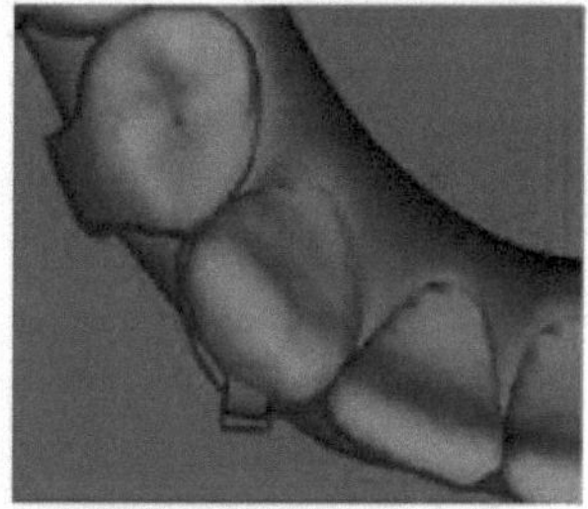

Figura 83. Fixação biselada por rotação

Em muitos casos, o que se pensa ser uma rotação da coroa do dente acaba por ser um movimento corporal da superfície da raiz; assim, torna-se impossível estimar a taxa correcta de movimento do dente. Quando isto acontece nos aparelhos fixos, o dente demora mais tempo a rodar; quando acontece com os alinhadores, o alinhador deixa de se ajustar ao dente. Isto resulta na falta do movimento desejado, mas também, o alinhador está agora a contactar com superfícies dentárias diferentes das pretendidas.

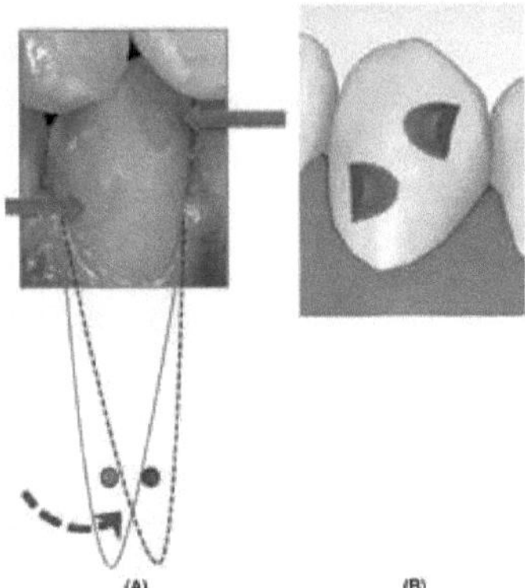

Figura 84. **(a) Canino mandibular direito com dois acessórios de precisão elipsoides utilizados para a desrotação. O centro de resistência (O). (b) Representação esquemática dos acessórios de precisão elipsóides**

O resultado é a ausência de movimento ou movimentos dentários indesejáveis. Com muitos dentes rotacionados, tem havido tipicamente a necessidade de usar auxiliares antes, durante ou depois do tratamento com alinhadores para realizar a correção rotacional. No entanto, com o advento dos mais recentes attachments optimizados, a previsibilidade dos movimentos rotacionais melhorou. Os encaixes elipsóides são utilizados isoladamente para desrotações, têm 3 mm de altura, 2 mm de largura e 0,75-1 mm de espessura e estão disponíveis para incisivos, caninos e pré-molares[9]

MOVIMENTO DO CORPO:

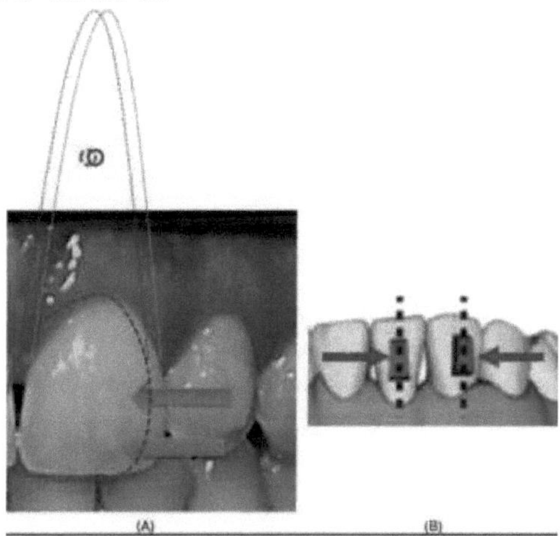

Figura 85. (a) Dispositivos de precisão rectangulares utilizados para fechar o espaçamento mesio/distal. O centro de resistência (O).

(b) Dispositivos de precisão rectangulares

Os attachments rectangulares são utilizados quando são necessários grandes movimentos mesio-distais. Estes têm 3, 4 ou 5 mm de altura, 2 mm de largura e 0,75 a 1 mm de espessura. Propõe-se que estes encaixes permitam que os dentes sejam movimentados para o corpo, permitindo uma maior amplitude para a aplicação de força[9].

EXTRUSÃO:

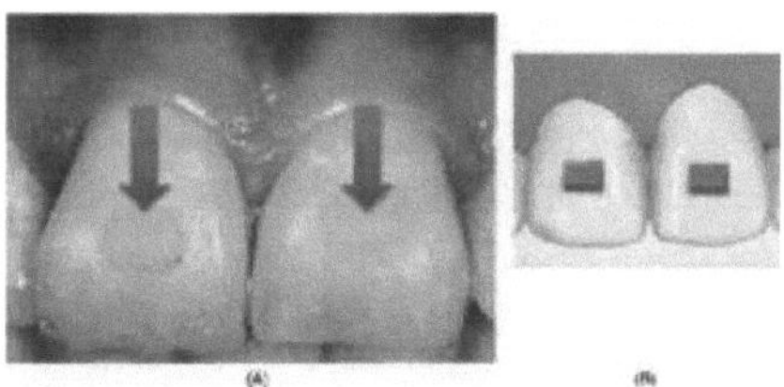

Figura 86 (a) Precisão biselada utilizada para extruir incisivos centrais superiores
(b) Dispositivos de precisão biselados

As extrusões também podem apresentar problemas com os alinhadores. A razão para este facto é semelhante à das rotações. Da mesma forma que o próprio alinhador é incapaz de uma deformação elástica na direção necessária para um movimento de rotação eficaz, o alinhador não pode esticar dentro do próprio plástico. Um método que está a ser utilizado para ultrapassar este problema, com alguns resultados promissores, é a utilização do acessório gengival biselado para proporcionar uma superfície mais longa que pode ser deformada elasticamente e proporcionar uma força extrusiva no dente. Os acessórios biselados são utilizados mais frequentemente quando se tenta extruir um dente. Podem ter 3, 4 ou 5 mm de largura, 2 mm de altura e 0,25 a 1,25 mm de espessura. Têm uma borda ativa, tal como os brackets fixos, que deve limitar o deslizamento (ou perda de rastreio) que pode ocorrer entre o alinhador e o dente[9]. Em alguns casos, um botão colado ao dente juntamente com um elástico ajudará na extrusão[35].

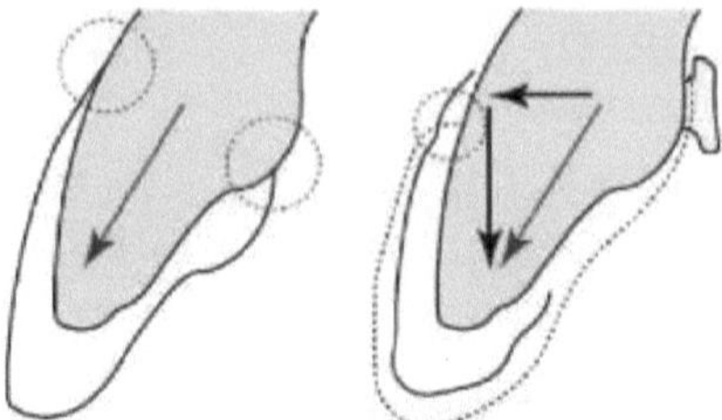

Figura 87 Diagrama auxiliar de extrusão da mecânica de extrusão com botão e aparado

Rossinia G, Parrinia S **et all (2015)**[36] fez uma revisão sobre a eficácia dos alinhadores transparentes no controlo do movimento dentário ortodôntico. A quantidade de intrusão média registada foi de 0,72 mm. A extrusão foi o movimento mais difícil de controlar (30% de precisão), seguido da rotação. A distalização dos molares superiores apresentou a maior previsibilidade (88%) quando foi prescrito um movimento corporal de pelo menos 1,5mm. Foi observada uma diminuição do Índice de Little (arcada mandibular: 5mm; arcada maxilar: 4mm) no alinhamento das arcadas.

Frongia e Castroflorio et all (2012)[37] apresentaram um relato de caso que mostra a correção de uma má oclusão por mordida cruzada e rotações dentárias severas tratadas com o sistema Invisalign. Os objectivos do tratamento foram alcançados após 12 meses de tratamento ativo. terapia com alinhadores. A sobremordida melhorou (2,5 mm antes do tratamento, 1 mm no final); a mordida cruzada dentária, o apinhamento e as rotações dentárias severas (com uma média de 2° de melhoria por alinhador) foram corrigidas. Isto indica que o sistema Invisalign pode ser um aparelho útil para corrigir uma má oclusão dentária envolvendo rotações severas.

UTILIZAÇÃO DE ELÁSTICOS :

Outros auxiliares podem ser utilizados para facilitar movimentos específicos. Os elásticos de Classe II e Classe III são frequentemente necessários, tal como acontece com os aparelhos fixos. Pode-se fixar os elásticos diretamente ao alinhador ou fixar os elásticos a botões colados aos dentes. Se os elásticos estiverem diretamente ligados ao alinhador, são geralmente necessários acessórios para evitar o deslocamento do alinhador. Os corta-unhas podem ser usados para cortar fendas nos alinhadores para a colocação dos elásticos. Têm a vantagem de produzir uma fenda que é contornada de acordo com a forma da embrasura papilar e que tem um ápice rombudo para que a fenda não tenda a propagar-se e a dividir o alinhador. Existe a vantagem adicional de os pacientes poderem preparar os seus próprios alinhadores para elásticos, depois de lhes ser mostrado onde e como fazer as fendas. Atualmente, a Align Technology desenvolveu um protótipo de gancho elástico que pode ser fabricado no alinhador, eliminando assim a necessidade de o preparar clinicamente. Com os botões colados aos dentes, cada alinhador tem de ser aparado à volta do botão no consultório antes de entregar os alinhadores ao paciente.

UTILIZAÇÃO DE MINI-PARAFUSOS:

Os mini-parafusos também podem ser utilizados eficazmente com os alinhadores da mesma forma que com os aparelhos fixos, quer planeados inicialmente como parte do tratamento, quer para ajudar nos movimentos que não estão a progredir como desejado. Podem ser utilizados com alinhadores isoladamente ou em combinação com outros auxiliares para simplificar os movimentos que os alinhadores têm de efetuar. As duas utilizações mais comuns dos mini-parafusos com alinhadores são para movimentos verticais e antero-

posteriores. Um exemplo é a extrusão de um canino superior, um movimento que seria virtualmente impossível com alinhadores isolados.
Outro movimento vertical que é facilmente melhorado com mini-parafusos é a intrusão de molares que supra-erupcionaram num espaço edêntulo. Os mini-parafusos são colocados na vestibular e na lingual de um molar superior. O paciente usa então um elástico de um mini-parafuso por cima do alinhador até ao outro mini-parafuso. Muitos destes pacientes precisam de ser submetidos a um tratamento restaurador significativo, e o uso de alinhadores durante a instalação ortodôntica é frequentemente preferido pelo paciente ao uso de aparelhos fixos.
Há ocasiões em que os mini-parafusos podem acelerar a correção da Classe II. Uma vez efectuada a correção antero-posterior, o alinhamento e o acabamento da arcada podem ser efectuados com Invisalign.
Outra aplicação dos mini-parafusos com alinhadores é a correção de uma assimetria da arcada, aumentando a distalização de um lado. Isto pode ser conseguido colocando um mini-parafuso na área retromolar, colando botões na face e lingual do primeiro ou segundo molar superior, e depois ligando uma corrente elástica dos botões ao mini-parafuso. Se o movimento pretendido for planeado no tratamento com alinhadores, o mini-parafuso fornece a ancoragem e permite o movimento simultâneo no ClinCheck para reduzir o tempo de tratamento.[34,9]

Capítulo 12

VANTAGENS E LIMITAÇÕES

Os aparelhos utilizados atualmente evoluíram desde o aparelho Edgewise de Angles no início do século XX.[th] Numerosos avanços em cimentos, materiais e técnicas permitiram que a ortodontia se tornasse mais eficiente, confortável e esteticamente agradável para o paciente. Além disso, o número de pacientes adultos que procuram tratamento ortodôntico está a aumentar e expressam a sua preocupação com a aparência dos aparelhos ortodônticos.

N. Raghunath, Shivalinga.B.M et all[38] (2012) fizeram uma revisão sobre o sistema invisalign. Com o Invisalign, a principal vantagem é a estética, a higiene, o baixo desconforto e a natureza removível do aparelho. Atualmente, existem limitações a este aparelho em termos de seleção de casos, aumento do custo, experiência necessária para o planeamento do tratamento por computador, dificuldade em obter determinados movimentos dentários e falta de potencial em casos que envolvam dentição mista ou dentes impactados. É preciso compreender que o Invisalign é apenas um aparelho e que a técnica de trabalho com ele está em constante desenvolvimento e aperfeiçoamento. O refinamento, o ajuste em cada consulta e a reinicialização fazem parte da técnica, e todos dependem da habilidade do ortodontista - assim como acontece com um paciente com qualquer aparelho fixo.

VANTAGENS

Atualmente, existe uma grande procura de um aparelho ortodôntico estético. O Aligner oferece as vantagens de uma estética e conforto superiores em comparação com todos os outros aparelhos atualmente disponíveis[39] .

Estética:

Os alinhadores Invisalign são transparentes, confortáveis e amovíveis. Como os alinhadores são transparentes, são indetectáveis a uma distância de pelo menos 2 pés. Invisalign é uma alternativa estética para o endireitamento dos dentes, a diferença é que os alinhadores são amovíveis.

Possibilidade de remoção:

Os alinhadores são amovíveis, o que permite ao paciente manter as suas práticas actuais de higiene oral, podendo escovar os dentes e usar o fio dental normalmente. Além disso, os pacientes não precisam de alterar a sua dieta ou hábitos alimentares.

Os pacientes podem também remover os seus alinhadores para ocasiões especiais, como jantares ou qualquer outra função.

Conforto:

São confortáveis e não causam irritação nas bochechas ou nos tecidos circundantes, como pode acontecer com arames ou brackets. O paciente não recebe cera ou manga de plástico.

Colagem a defeitos do esmalte:

O Invisalign pode ser utilizado em pacientes para os quais os aparelhos fixos convencionais são contra-indicados devido aos alinhadores de metal ou níquel ou à incapacidade de colar os aparelhos aos dentes, como a amelogénese imperfeita.

Não foram registadas reabsorções radiculares:

O Invisalign proporciona movimentos controlados com precisão que podem ser especificados pelo médico assistente. Os movimentos dos dentes podem ser reduzidos por alinhador, conforme solicitado pelo médico.[40]

Menos desconforto e dor:

O tratamento Invisalign é único na medida em que o médico assistente pode especificar o abrandamento dos movimentos programados em cada alinhador nos pacientes que têm um limiar de dor mais baixo.

Higiene:

A manutenção da higiene oral é mais fácil com Invisalign em comparação com outros aparelhos fixos. Uma vez que o aparelho Invisalign é amovível, não apresenta qualquer obstáculo a uma boa higiene oral, pelo que a falta de higiene com este aparelho é mínima. Não são necessários utensílios de escovagem, como escovas e fio dentário. No entanto, é necessária uma atenção especial para educar os pacientes sobre técnicas de higiene oral adequadas e restrições dietéticas.[41] Invisalign demonstrou ter uma menor incidência de descalcificação ou cárie em comparação com os pacientes tratados com aparelhos fixos. Os alinhadores amovíveis parecem facilitar os procedimentos de higiene oral.[42]

M. Moshiri, Eckhart et all , (2013)[41] fizeram uma revisão sobre as consequências de uma má higiene oral durante a terapia com alinhadores transparentes. enquanto o uso de alinhadores transparentes se tornou cada vez mais comum na terapia ortodôntica. As moldeiras de alinhadores transparentes são normalmente prescritas para serem usadas cerca de 22 horas por dia para obter resultados óptimos. Um alinhador de plástico ou retentor formado a vácuo é um ambiente protetor que limita o fluxo de saliva, negando as propriedades naturais de limpeza, tamponamento e remineralização da saliva.

Numerosas restaurações ou coroas:

O tratamento com Invisalign em casos de numerosas restaurações é ideal porque o médico assistente pode especificar quais os dentes que não terão attachments e, assim, reduzir ou eliminar este desafio.

Discurso:

Como o aparelho Invisalign não cobre o palato, normalmente não afecta a fala.

Hora da presidência:

Com o Invisalign, é investido mais tempo do clínico no planeamento do tratamento com a utilização do ClinCheck. A vantagem é que este tempo não afecta diretamente o tempo de consulta do paciente. Todos os instrumentos e a configuração dos aparelhos fixos são eliminados. As visitas ao consultório dos pacientes em tratamento com invisalign envolvem o conjunto seguinte de alinhadores, um espelho, fio dental e o instrumento de remoção se a redução interproximal fizer parte do plano de tratamento.

Controlo vertical:

Uma vez que os alinhadores cobrem toda a superfície oclusal dos dentes posteriores, têm um efeito de bloqueio da mordida posterior e, consequentemente, são excelentes para controlar as mordidas abertas anteriores e as tendências de mordida aberta. Invisalign provou ser eficaz no controlo da mordida aberta anterior ou sobremordida superficial.

Tratamento em casos de mordedura profunda:

As más oclusões com uma sobremordida profunda podem ser tratadas imediatamente em ambas as arcadas e não requerem planos de mordida ou blocos de mordida posterior.

Menos emergências:

Não existem emergências como brackets partidos ou fios salientes com Invisalign. Ocasionalmente, há casos em que o paciente perde um alinhador ou um alinhador se parte, mas nenhuma das situações requer atenção imediata. O alinhador pode ser substituído no dia seguinte. De uma forma mais prática, dependendo da altura, o paciente pode simplesmente avançar para o alinhador seguinte. Se tal não for possível, o paciente é aconselhado a usar o alinhador anterior até à chegada do alinhador de substituição, o que normalmente demora alguns dias.

Controlo do movimento individual dos dentes:

O Invisalign é único na medida em que o médico pode especificar exatamente quais os dentes que devem ser movidos e quais os que devem permanecer estáveis durante o tratamento.

Tratamento de fase 2:

O tratamento Invisalign é recomendado para pacientes que têm a dentição totalmente erupcionada de segundo molar a segundo molar. Quando um paciente faz um tratamento de fase 1 durante a dentição mista para corrigir hábitos, discrepâncias maxilares ou alinhamento principal, na fase 2 está normalmente cansado da terapia com aparelhos fixos. O Invisalign pode ser utilizado na fase 2 do tratamento e pode proporcionar uma boa mudança para o paciente.

Controlo do bruxismo:

Uma vantagem da utilização de alinhadores em pacientes que sofrem de bruxismo ou de hábitos de aperto é que a cobertura oclusal actua como uma barreira protetora dos dentes.

Populações especiais de pacientes:

Devido à facilidade de remoção e ao conforto do alinhador, Invisalign é o tratamento de eleição para atletas e pacientes que tocam instrumentos. O tratamento não interfere com a rotina diária do atleta e do músico: podem sempre retirar os alinhadores, quando necessário, para competir ou atuar. Especialmente para os atletas, o aspeto da segurança de não terem de se preocupar com a quebra dos brackets ou com a irritação durante a prática desportiva é crucial.

Branqueamento durante o tratamento:

Em simultâneo com o tratamento Invisalign, pode ser efectuado um branqueamento dentário.

O Clincheck como ferramenta de diagnóstico:

Uma vantagem significativa deste tratamento é a visualização tridimensional do plano de tratamento fornecida pelo ClinCheck.[39]

A Clear Aligner Therapy tem normalmente um bom desempenho nas seguintes condições:[43]

- Problemas ligeiros de apinhamento e desalinhamento (1-5 mm)
- Problemas de espaçamento (1-5 mm)
- Sobremordida profunda (Classe IIdiv 2 casos)
- Arcos estreitos que podem ser alargados sem inclinar demasiado os dentes.
- Intrusão absoluta (1 ou 2 dentes)
- Extração do incisivo inferior para casos graves de apinhamento
- Ponta do molar para distal

<u>DESVANTAGENS</u>

O uso do aparelho Aligner é relativamente novo para os ortodontistas e ainda está sendo desenvolvido. Atualmente, poucos estudos clínicos e relatos de casos avaliaram a eficácia dessa técnica. Embora a Align Technology tenha sugerido directrizes para a sua utilização adequada, os clínicos têm-se deparado com inúmeras limitações na utilização do aparelho.

As condições que podem ser difíceis de tratar com um aparelho Invisalign são

- Aglomeração e espaçamento superior a 5 mm
- Discrepâncias esqueléticas antero-posteriores superiores a 2 mm (medidas pelas discrepâncias nas relações entre as cúspides)
- Discrepâncias entre a relação cêntrica e a oclusão cêntrica
- Dentes com rotação grave (mais de 20 graus)
- Mordidas abertas (anteriores e posteriores) que precisam de ser fechadas
- Extrusão dos dentes
- Dentes muito inclinados (mais de 45 graus)
- Dentes com coroas clínicas curtas
- Arcos com vários dentes em falta.
- Proibitivamente expansivo

Para além disso, a terapia Clear Aligner não tem um bom desempenho em :

- Expansão dentária ou dentes bloqueados
- Caninos altos
- Nivelamento por intrusão relativa
- verticalização de molares (quaisquer dentes com grandes rebaixos)
- Tradução de molares
- Encerramento de espaços de extração de pré-molares.

Para além das dificuldades encontradas nos casos acima mencionados, existem outras desvantagens

Envolvimento dos médicos

Embora a preparação do diagnóstico para o tratamento com o aparelho Invisalign seja semelhante à preparação para o tratamento com aparelhos ortodônticos fixos convencionais, os clínicos têm um papel mais limitado durante o tratamento com o aparelho Invisalign. Embora os clínicos possam solicitar modificações no momento do diagnóstico virtual, uma vez que os alinhadores são feitos, eles não podem alterar o aparelho durante o tratamento. Como consequência, os clínicos devem formular prospectivamente um plano de tratamento preciso.

Conformidade

Uma vez que o aparelho Invisalign é amovível, a motivação do paciente é fundamental para alcançar o resultado desejado. Para que o aparelho seja eficaz, os pacientes devem usá-lo pelo menos 22 horas por dia. Podem retirá-lo apenas quando comem; quando bebem bebidas quentes que possam causar deformação ou manchas, ou bebidas que contenham açúcar; e quando escovam os dentes e usam fio dental. **Lindaurer e Shoff**[44] constataram que um sexto dos seus pacientes perdeu o aparelho; a maioria dessas perdas foi atribuída ao facto de os aparelhos serem transparentes e removíveis. Orhan C. Tuncay (2009) fez uma revisão sobre o indicador de conformidade. A Align Technology introduziu um "indicador de conformidade" para os adolescentes que estão a ser tratados com o sistema Invisalign. Embora os pacientes sejam geralmente obrigados a usar cada conjunto de alinhadores transparentes removíveis durante um total de 300-400 horas, tem sido impossível monitorizar o seu tempo real de uso até agora. Este artigo relata os resultados de um estudo que mede a eficácia clínica do indicador de conformidade durante um período de três meses.

Casos de extração

Os pacientes com extracções de pré-molares podem não ser candidatos adequados para o tratamento com o aparelho Invisalign, porque o aparelho não consegue manter os dentes na vertical durante o fecho do espaço. As restaurações coladas nas superfícies vestibulares podem ajudar a limitar os movimentos, mas os resultados clínicos sugerem uma eficácia apenas parcial[43] .

Bollen et al.[45] relataram uma inclinação excessiva em torno dos locais de extração de pré-molares. Verificaram que apenas 29% dos indivíduos com 2 ou mais pré-molares extraídos conseguiram completar o encerramento do espaço com os alinhadores iniciais; nenhum completou o tratamento global. **Miller et al.**[46] no seu estudo de caso de extração de incisivos inferiores, encontraram uma inclinação excessiva semelhante à volta dos locais de extração, utilizando radiografias panorâmicas.

Mordeduras abertas anteriores

O tratamento da mordida aberta anterior com o aparelho Invisalign teve um sucesso limitado. Alguns autores relataram a dificuldade de se obter uma oclusão ideal durante o tratamento de casos de mordida aberta anterior. Após o retratamento do apinhamento anterior e da recidiva da mordida aberta com o aparelho Invisalign, **Womack et al.**[47] verificaram que a

A posição dos incisivos centrais superiores era superior à dos caninos e dentes posteriores. Embora tenham observado extrusão anterior, ela não foi suficiente para alcançar a sobremordida ideal. Em seu ensaio clínico randomizado de 2003, **Clements et al.**[48] não relataram melhora significativa na mordida aberta anterior após o tratamento.

Sobremordida

Embora **Joffe**[43] tenha sugerido que os problemas de sobremordida profunda podem ser corrigidos com o aparelho Invisalign, outros forneceram evidências do contrário. **Kamatovic**[49] , num estudo retrospetivo, concluiu que o aparelho Invisalign não corrigiu as relações de sobremordida. O índice de avaliação dos pares (PAR) foi inferior a 40%.

Oclusão

Muitos autores sugeriram que os aparelhos removíveis têm potencial limitado para corrigir as más oclusões vestibulares. A falta de mecânica interarcos pode explicar essa limitação. Em 2003, **Clements et al.**[48] demonstraram que a correção das oclusões vestibulares com aparelhos semelhantes ao Invisalign teve menos sucesso, pois, para alguns pacientes, as suas oclusões vestibulares pioraram após o tratamento.

Djeu et al.[50] verificaram que os aparelhos fixos foram superiores ao aparelho Invisalign no tratamento das inclinações coronárias vestibulares, contactos oclusais, relações oclusais e overjet. Além disso, **Kamatovic**[49] constatou que o aparelho Invisalign, em geral, não reduziu o índice PAR e concluiu que o aparelho não corrigiu as relações do segmento vestibular (ântero-posterior e transversal). **Vlaskalic e Boyd**[51] também concluíram que os aparelhos fixos convencionais poderiam alcançar melhores resultados oclusais do que o aparelho Invisalign.

Intrusão dentária posterior

Devido à espessura do aparelho Invisalign, a intrusão dos dentes posteriores é frequentemente observada. A compensação dessa intrusão deve ser feita no período de contenção, quando os dentes podem irromper livremente em oclusão. **Womack et al.**[47] afirmaram que a intrusão pode ocorrer de 0,25 mm até 0,5 mm. Este grau de intrusão também foi confirmado por Boyd e colaboradores nos seus estudos de 2000[52] e 2002[51] .

Movimento dos dentes

Por ser um aparelho removível, o aparelho Invisalign tem um controlo muito limitado sobre os movimentos precisos dos dentes. O paralelismo da raiz durante o fechamento do espaço após a extração, a verticalização do dente, as rotações significativas do dente e a extrusão do dente têm sido inconsistentemente bem sucedidos. **Bollen et al.**[45] indicaram que o aparelho Invisalign produziu os resultados mais previsíveis com movimentos de inclinação.

Aparelhos intermaxilares

O aparelho Invisalign, por ser removível, envolve os dentes, o que pode inibir o uso de mecânicas interarcos (por exemplo, elásticos de Classe II e Classe III). Alguns clínicos têm sugerido o uso de elásticos em botões colados nas superfícies vestibulares como coadjuvantes da movimentação dentária, mas a retenção do aparelho quando se usa esses elásticos pode ser comprometida.

Tempo de tratamento

O tempo de tratamento do dentista pode ser prolongado devido ao tempo adicional necessário para a documentação durante a preparação do aparelho Invisalign. O plano de tratamento deve incluir os movimentos sequenciais para cada dente, desde o início até ao fim do tratamento. Se forem necessárias alterações após o início do tratamento, é necessário um tempo adicional significativo e documentação para modificar o plano de tratamento. Além disso, o tempo entre a formulação do plano de tratamento e a colocação do aparelho pode ser de até 2 meses. Este tempo de atraso pode causar mais atrasos se as alterações dentárias forem significativas, devido ao tempo adicional necessário para planear e documentar o tratamento novamente, para além do período de espera extra necessário para fazer novos alinhadores. **Womack et al.**[47] descreveram limitações severas que impediram a conclusão do alinhamento mandibular de um paciente, devido ao atraso entre o planeamento do tratamento virtual e a entrega do aparelho.[53]

LIMITAÇÕES:

> Existem várias limitações do sistema de alinhadores. A principal delas é a adesão. Como os alinhadores são removíveis, o ortodontista deve confiar na motivação e confiabilidade do paciente para alcançar os resultados desejados. A possibilidade de remoção do Invisalign é uma vantagem para o paciente, mas não para o clínico. Assim, a sua maior vantagem torna-se na sua maior desvantagem.

> Todos os dentes permanentes devem estar completamente erupcionados para o tratamento com este aparelho, uma vez que é difícil conseguir a retenção do aparelho em coroas clínicas curtas. Os procedimentos de tratamento não permitem a erupção contínua dos dentes, nem alterações significativas da arcada dentária durante o crescimento que podem ocorrer durante a fase de dentição mista.

> Atualmente, não existe a possibilidade de incorporar alterações ortopédicas basais neste sistema de aparelhos, o que o restringe a más oclusões que exijam movimentos puramente dentários.

> Devido ao facto de a anatomia da superfície dos dentes não poder ser alterada durante o tratamento, uma vez que irá afetar o ajuste dos alinhadores, devem ser realizados trabalhos de restauração importantes antes do início do tratamento.

> Falta de controlo do operador - Ao contrário dos aparelhos fixos ou de outros tipos de aparelhos removíveis, o plano de tratamento não pode ser alterado após o início da série de aparelhos. Se for desejada uma mudança nos objetivos do tratamento, a série atual pode ser completada e um novo plano e aparelhos podem ser feitos, ou a série atual pode ser interrompida. Qualquer um desses cenários, no entanto, levará a um aumento no custo do tratamento e no tempo de tratamento.

> Atualmente, apenas a posição da coroa é apresentada no programa informático. Uma vez que a aparência clínica da inclinação da coroa nem sempre é preditiva da inclinação da raiz, existe a possibilidade de ser aprovado um tratamento virtual, no qual a posição da coroa parece óptima, mas a posição da raiz não é ideal. No entanto, os próximos avanços na conceção de imagens de pacientes e programas de software tornam possível a inclusão de raízes virtuais na aplicação de software.

> Outra limitação do aparelho atual é a incapacidade de integrar os tecidos duros e moles da cabeça no tratamento computorizado. Assim, o clínico não tem indicação direta da posição dos dentes em relação ao osso basal ou em relação aos lábios ou outros tecidos moles da cabeça

> Geralmente, o custo para os pacientes é maior para este aparelho do que para os aparelhos fixos. Normalmente custam de 3.000 a 9.000 dólares (a média é de cerca de 5.000 dólares), dependendo do número de alinhadores necessários para o tratamento. Isto deve-se ao custo da tecnologia utilizada para digitalizar os modelos e desenvolver um tratamento virtual, para além dos custos de fabrico, embalagem e envio de 40 a 80 aparelhos. No entanto, o tempo do médico e da cadeira, os custos dos instrumentos e da esterilização são significativamente mais baixos quando comparados com outras opções ortodônticas estéticas, como os aparelhos transparentes ou linguais.

Recentemente, a capacidade de registar uma posição excêntrica da mandíbula (oclusão cêntrica não coincidente com a relação cêntrica) tornou-se possível através do fornecimento pelo clínico de uma mordida em cera que regista esta discrepância. O técnico define então os modelos no computador para esta relação de mordida. O envio de modelos montados para o laboratório é uma forma ainda mais eficaz de fornecer esta informação ao técnico. O software informático também tem a capacidade de ter a trajetória rotacional do fecho programada no plano virtual, que é determinada a partir dos modelos montados e da radiografia cefalométrica lateral.

Xiem Phan (2007)[53] fez uma revisão sobre as limitações clínicas do Invisalign, afirmando que pode ser difícil obter resultados semelhantes aos dos aparelhos fixos mais convencionais. A utilização do aparelho Invisalign em combinação com aparelhos fixos tem sido explorada para reduzir o tempo necessário para usar aparelhos fixos, mas pode resultar em honorários profissionais consideravelmente mais elevados em geral.

Capítulo 13

ALINHADOR PARA CIRURGIA ORTOGNÁTICA

14. CIRURGIA ORTOGNÁTICA PARA O ALINHADOR

PACIENTES

O tratamento correto das más oclusões com discrepâncias esqueléticas e morfologias anormais inclui muitas vezes a intervenção cirúrgica. A correção cirúrgica ortognática do complexo maxilofacial é sensível à técnica e requer um planeamento minucioso. A utilização de alinhadores na cirurgia ortognática é uma perspetiva interessante. A maioria dos registos ortodônticos são estáticos; não há movimento. O ClinCheck oferece movimento, e o movimento oferece uma janela para o futuro, revelando o progresso do paciente ao longo de uma determinada série de alinhadores.

PLANEAMENTO DO TRATAMENTO

O Sistema Aligner influencia a visualização do tratamento e a calendarização dos alinhadores e aparelhos fixos. O ClinCheck deve ser visto como uma parte suplementar do diagnóstico e do planeamento do tratamento, e pode ajudar a clarificar a relação entre os movimentos verticais, transversais e antero-posteriores. Oferece ao ortodontista uma nova forma de ver os objectivos do tratamento. As alterações esqueléticas que podem ser realizadas facilmente no ClinCheck são as correcções antero-posteriores dos maxilares e mandíbulas.

TEMPO

A calendarização refere-se a quando e que aparelhos devem ser aplicados. Inicialmente devem ser usados alinhadores até 2 a 4 meses antes da cirurgia e depois aparelhos fixos até 6 meses após a cirurgia. A calendarização depende de factores como a competência do ortodontista e do cirurgião, a colaboração do doente, a seleção do caso, a gravidade do caso, os objectivos do tratamento e o plano cirúrgico. Um cronograma não se aplica a todos os casos.

Existe um número limitado de técnicas cirúrgicas fundamentais para reposicionar o complexo maxilo-mandibular em três dimensões. O reposicionamento da maxila e a correção da projeção da face média são predominantemente conseguidos utilizando a osteotomia de Le-Fort. Esta pode ser efectuada com ou sem segmentação para obter um alinhamento transversal ou segmentar. O reposicionamento da mandíbula é efectuado através da osteotomia do ramo mandibular.

A técnica mais utilizada é a da osteotomia sagital do ramo dividido, mas também, quando indicado, são utilizadas variações da técnica, incluindo a osteotomia vertical do ramo. Como em ambas as técnicas se consegue um reposicionamento tridimensional das unidades esqueléticas, as talas cirúrgicas são auxiliares essenciais no processo. Normalmente, no processo de correção cirúrgica do pitch, yaw e cant das unidades esqueléticas, o cirurgião tem de recorrer a talas cirúrgicas pré-fabricadas. A tala é o aparelho para posicionar a oclusão das arcadas dentárias opostas e também estabiliza as unidades esqueléticas no novo local. Embora a fixação interna rígida com placas e parafusos ósseos proporcione estabilidade a longo prazo e permita um rápido regresso à função[54,55,56] , a fixação intermaxilar intra-operatória assistida por tala dentro da tala oclusal é o mecanismo que orienta e determina a posição em que a fixação rígida será efectuada[57,58.] .

A análise e o planeamento pré-operatórios são efectuados com base nas informações clínicas recolhidas pelo cirurgião. Estas incluem: fotografias clínicas, radiografias cefalométricas, modelos dentários, registo da mordida e transferência do arco facial. Estes dados, com a cirurgia de modelo num articulador semi-ajustável, permitem ao cirurgião avaliar a viabilidade da intervenção cirúrgica necessária e posicionar a maxila e/ou a mandíbula numa relação ideal[59,60,61] . Este processo é uma simulação da correção tanto da deformidade oclusal como da discrepância esquelética.

É o projeto para a intervenção in vivo. Nunca é demais sublinhar que o modelo de cirurgia realizado no articulador reflecte a máxima precisão e exatidão de medidas meticulosas e atenção aos detalhes para simular os movimentos cirúrgicos. Para permitir a transferência de informação dos moldes dentários montados para o campo operatório, o cirurgião fabrica uma tala interoclusal. Esta serve de guia para posicionar o segmento livre osteotomizado em relação a um ponto esquelético estável.

Além disso, em casos seleccionados, pode também ser indicada uma tala estabilizadora na fase pós-operatória. Facilita posições de cicatrização óssea previsíveis. Por exemplo, os casos em que a maxila ou a mandíbula foram expandidas ou estreitadas através de uma abordagem segmentar, ou os casos em que não é possível obter uma oclusão estável no pós-operatório devido à falta de dentição ou a um desgaste dentário grave, dependem muito da tala. A fixação segura do splint interoclusal ou a estabilização do complexo maxilomandibular na posição interdigitada prevista é fundamental para obter os resultados cirúrgicos previstos.

Mais recentemente, com o advento e o aumento da disponibilidade de imagens de tomografia computorizada (TC) e de tecnologia que permite uma manipulação complexa dos dados gerados, o planeamento cirúrgico virtual (VSP) e o desenho/fabrico assistido por computador (CAD/CAM) de talas cirúrgicas ganharam uma aceitação crescente no âmbito da cirurgia craniofacial[62,63] . Este facto foi ainda reforçado com a disponibilidade crescente de dados que apoiam a exatidão do VSP[64] , para além de proporcionar uma abordagem talvez mais consistente e abrangente ao tratamento de perturbações craniofaciais complexas[65] . A VSP difere da cirurgia de modelo tradicional na medida em que utiliza modelos de pedra em conjunto com dados de TC maxilofacial para gerar um modelo tridimensional virtual que combina a anatomia esquelética maxilo-mandibular com a forma dentoalveolar.

Este modelo virtual construído permite a manipulação e simulação de alterações e movimentos esqueléticos e oclusais. O plano cirúrgico resultante tem em conta não só a relação das arcadas dentárias entre si, mas também a posição prevista dos segmentos ósseos, revelando potenciais desafios ou interferências. Uma vez concluída a simulação virtual, são fabricadas talas estereolitográficas para utilização durante a cirurgia, eliminando teoricamente a introdução de erros devido à natureza de múltiplos passos da cirurgia de modelo convencional. Apesar de um novo método de planeamento cirúrgico e fabrico de talas, a fixação intermaxilar e a estabilização da tala continuam a ser fundamentais para alcançar os resultados previstos.

De um modo geral, a excelência da ortodontia pré-cirúrgica é essencial para o sucesso da cirurgia ortognática, assim como é para o reposicionamento pós-cirúrgico dos dentes. O ortodontista deve, portanto, estar bem familiarizado com as técnicas cirúrgicas. Este conhecimento faz com que o ortodontista compreenda e aprecie as concessões que podem ser necessárias em virtude da utilização da terapia Invisalign em comparação com a ortodontia tradicional. Estes dois aparelhos ortodônticos são muito diferentes para o cirurgião que gere a cirurgia, a cicatrização e a estabilidade da correção a longo prazo.

A terapia ortodôntica tradicional com fios ortodônticos oferece a oportunidade de aplicação de olivas cirúrgicas ou fios de ligadura estilo Kobayashi. Estes são muito fiáveis e necessários na sua utilidade e facilitam a fixação intra-operatória maxilo-mandibular em oclusão com a arcada oposta, bem como a pré-fabricação de uma tala cirúrgica intermédia ou final. O aparelho Invisalign eliminou este tipo de hardware, criando agora um desafio adicional para a fase cirúrgica. Esses desafios, no entanto, podem ser facilmente contornados com um planejamento cirúrgico adequado e aplicação de técnicas de fixação maxilomandibular comumente utilizadas no contexto de trauma facial. Assim, na ausência de alças de Kobayashi, a fixação intermaxilar pode ser realizada por meio da fixação de fios interdentais via alças Ivy, aplicação de barras de Erich[66] , uso de braquetes ou botões colados e uso de parafusos de fixação intermaxilar, que podem ser considerados na categoria de dispositivos de ancoragem esquelética temporária (DATs).

As barras de arco são aplicadas na dentição, tanto na arcada maxilar como na mandibular, e fixadas com fios circundentais, sendo posteriormente utilizados fios inter-arcos para estabelecer a oclusão. As desvantagens da técnica da barra de arco incluem um tempo operatório muito maior e a consequente exposição do paciente a anestesia prolongada, traumatismo do periodonto, higiene oral comprometida, bem como um risco acrescido de traumatismo penetrante para o cirurgião. A fixação interdentária com ilhós ou anéis Ivy também se baseia em fios colocados circundentalmente, posteriormente ligados entre si para criar uma fixação maxilomandibular. Uma vantagem desta técnica é a melhoria do tempo de cirurgia devido à diminuição do número de fios circundentários necessários para estabelecer uma oclusão estável e uma maior facilidade de remoção após o período de fixação maxilomandibular.

O recente desenvolvimento dos parafusos de fixação intermaxilar (FMI), a partir da descrição inicial da sua utilização por Arthur e Berardo em 1989[67] , proporcionou uma alternativa adicional à aplicação da barra de arco convencional. Eles diminuem o tempo de sala de cirurgia, facilitam a colocação e diminuem o risco de danos ao aparelho periodontal. Uma vantagem adicional, que é da maior importância em casos electivos, como a cirurgia ortognática, é a melhor aceitação por parte dos pacientes[68,69,70] . Os parafusos são posicionados de forma bicortical entre as raízes dos dentes na junção mucogengival ou no tecido aderente.

Figura 88. Esquema oclusal estabelecido com o tratamento Invisalign antes do avanço maxilomandibular para correção da discrepância esquelética.

Figura 89. Parafusos de fixação intermaxilar no local, proporcionando quatro pontos de fixação maxilomandibular

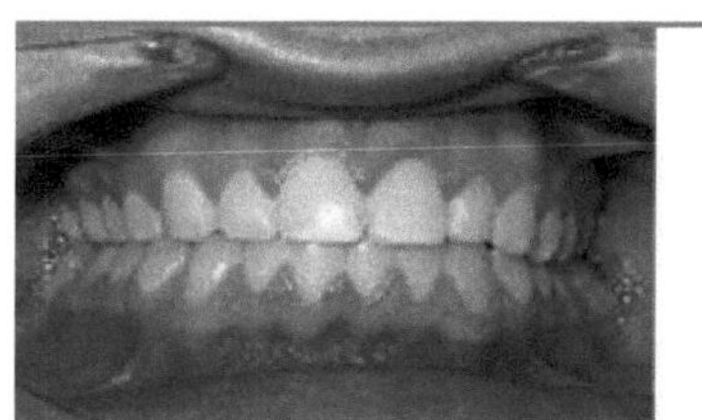

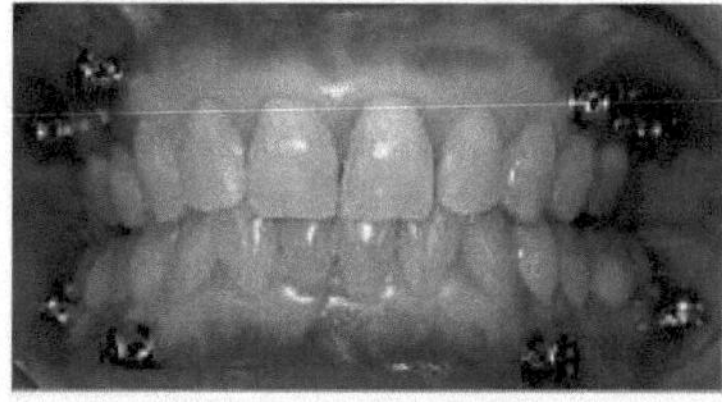

Normalmente, são colocados oito parafusos IMF para proporcionar um total de quatro pontos de fixação maxilomandibular distribuídos bilateralmente. Como todas as modalidades de tratamento têm limitações e riscos de complicações distintas, os parafusos IMF não são uma exceção e podem causar lesões radiculares[71,72,73] , apresentar risco de aspiração, afrouxamento do parafuso, com comprometimento da fixação maxilomandibular, e cisalhamento do parafuso. Relatórios recentes de estudos clínicos mostraram que, em comparação com os parafusos auto-perfurantes e auto-roscantes, os parafusos auto-perfurantes apresentaram um perfil de segurança globalmente melhor. Além disso, o desenvolvimento recente de barras de arco suportadas por osso proporciona um híbrido entre as barras de arco de Erich retidas circadentalmente e os parafusos de fixação, procurando combinar as vantagens de ambos.

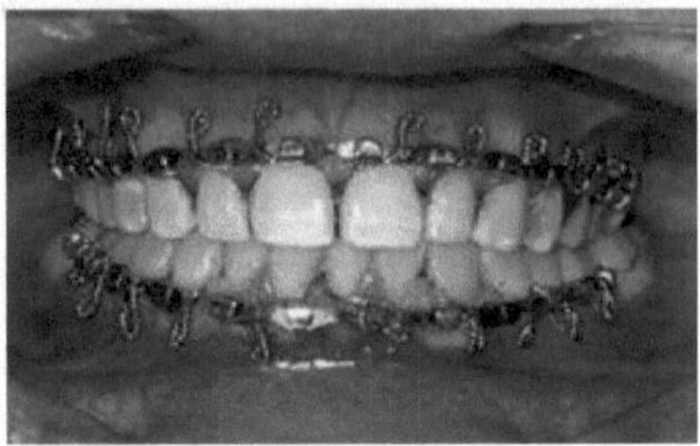

Figura 90 - Barras do arco de Erich no lugar, fornecendo ancoragem para fixação maxilomandibular. Note-se a preservação da arquitetura gengival e o acesso desobstruído para a incisão cirúrgica 5 mm apical à junção mucogengival

Alguns exemplos de tais aparelhos incluem o SmartLock Hybrid MMF , fabricado pela Stryker Craniomaxillofacial, bem como o MatrixWave MMF System, fabricado pela DePuy Synthes.

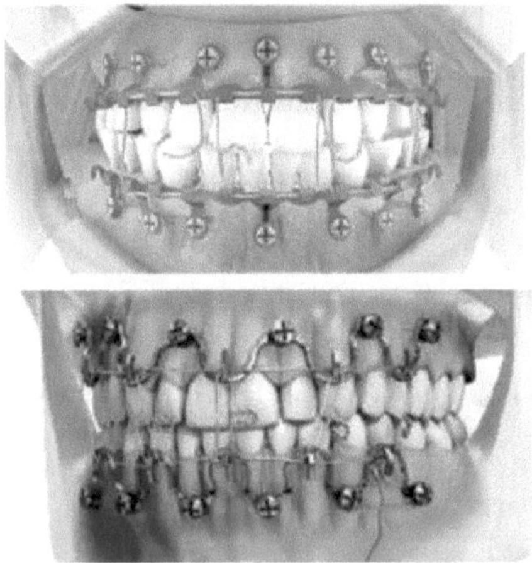

Figura 91. SmartLock Híbrido MMF
Figura 92. MatrixWave MMF

A terapia ortodôntica com alinhadores transparentes mudou o paradigma tanto no tratamento ortodôntico da má oclusão como nas necessidades intra-operatórias do paciente de cirurgia ortognática durante a manipulação maxilomandibular. A evolução da tecnologia de software, especificamente com a manipulação de dados para criar modelos tridimensionais, proporciona às equipas multidisciplinares oportunidades adicionais para aperfeiçoar os planos de tratamento através da combinação do planeamento do tratamento ortodôntico e do planeamento cirúrgico virtual. A eliminação simultânea do hardware ortodôntico convencional, apesar de ser um desafio à primeira vista devido à superfície comprometida para a fixação intermaxilar, alimenta o engenho para trazer os conceitos de fixação maxilomandibular tradicionalmente utilizados em trauma para a arena da cirurgia ortognática electiva[74].

Capítulo 14

RESULTADOS PÓS-RETENÇÃO: ALINHADOR VERSUS TRADICIONAL TRATAMENTO ORTODÔNTICO

PÓS-RETENÇÃO EM ALINHADOR E FIXO TRATAMENTO

A revisão sistemática da investigação sobre alinhadores efectuada por **Lagravere e Flores-Mir**[73] concluiu que não foi possível chegar a conclusões fortes relativamente aos efeitos do tratamento dos aparelhos Invisalign. Concluíram que os ensaios clínicos aleatórios são a única forma de abordar as muitas preocupações em torno do sistema Invisalign.

Apesar dos milhares de casos concluídos tratados com Invisalign e dos muitos relatórios de casos de sucesso publicados, alguns ortodontistas sentem que este tratamento pode ser inferior aos aparelhos convencionais. Até que estudos randomizados sejam realizados, os ortodontistas terão que confiar em suas experiências clínicas individuais.

Foi publicado apenas um estudo de coorte caso-controlado que comparou os resultados do tratamento de pacientes com Invisalign com pacientes com aparelhos fixos convencionais. Usando o sistema de classificação objetiva (OGS) do American Board of Orthodontics, foi relatado que os casos tratados com Invisalign tinham uma média de pontuação OGS 13 pontos pior do que o grupo de aparelhos, e a taxa de aprovação OGS para Invisalign foi 27% menor do que para o grupo de aparelhos convencionais. Ficou implícito que, de acordo com esta técnica de medição, os resultados do tratamento com aparelhos ortodônticos são superiores aos do Invisalign e que o Invisalign não tratou tão bem os pacientes com grandes discrepâncias antero-posteriores. No entanto, os dados para este projeto foram recolhidos imediatamente após o tratamento, sem qualquer avaliação da estabilidade a longo prazo destes casos.

Apesar da extensa investigação, os vários elementos que levam à recidiva das más oclusões tratadas não são completamente compreendidos, o que torna a contenção um dos aspectos mais desafiantes do tratamento ortodôntico. Embora os pesquisadores tenham publicado recomendações de contenção, eles admitem que o alinhamento a longo prazo é variável e imprevisível. Além disso, parece não haver características descritivas de um caso ou variáveis de pré-tratamento que possam prever com precisão a recidiva.[74]

Em 2005, **Nett e Huang**[75] utilizaram o sistema de classificação objetiva do American Board of Orthodontics (ABO) para medir a recidiva a longo prazo de casos tratados convencionalmente e descobriram que as pontuações gerais do OGS melhoraram.

Foi realizado um estudo por **Kuncio, Maganzini, Shelton & Freeman**[76] para comparar os resultados pós-retenção utilizando o invisalign e o tratamento ortodôntico tradicional. Como o Invisalign tem sido utilizado para tratar pacientes apenas desde 1999, a obtenção de registos de indivíduos que preenchiam os critérios de "pós-retenção" foi um desafio.

Os autores teriam preferido um tamanho de amostra muito maior, mas estes dados devem fornecer algumas informações preliminares sobre as alterações pós-tratamento a longo prazo na dentição utilizando o sistema Invisalign.

O OGS foi escolhido para medir os registos neste estudo porque é um método padronizado de classificação dos resultados do tratamento ortodôntico. Ele fornece um protocolo objetivo para avaliar minuciosamente as mudanças na dentição.

Uma vez que a recidiva é uma função do tempo, foi essencial equiparar os dois grupos no que respeita à duração do pós-tratamento. Embora o grupo Invisalign tenha tido uma duração pós-tratamento ligeiramente superior (3,08 vs 2,70 anos), este resultado não foi estatisticamente significativo nem considerado clinicamente importante. Também não houve discrepância significativa entre os tempos de tratamento. No seu conjunto, as características dos pacientes dos grupos Invisalign e Aparelho eram semelhantes. Uma análise da disparidade entre os grupos não revelou diferenças significativas imediatamente após o tratamento ou após a contenção.

Os pacientes tratados com Invisalign apresentaram maior deterioração no alinhamento da dentição do que os pacientes tratados com aparelhos fixos tradicionais. Este facto é clinicamente importante porque o alinhamento dentário é provavelmente a caraterística mais percetível visualmente medida pelo OGS e é a principal razão pela qual as pessoas procuram tratamento ortodôntico.

A fim de investigar melhor esta descoberta, a categoria de alinhamento da OGS foi subdividida em subcategorias maxilar anterior, maxilar posterior, mandibular anterior e mandibular posterior. Estas subcategorias não são critérios independentes da OGS, mas foram identificadas pela ABO como subconjuntos da categoria de alinhamento. Quando as alterações entre os grupos foram comparadas para estas subcategorias, não foram encontradas diferenças estatisticamente significativas.

Apesar de o grupo Invisalign ter apresentado uma maior diminuição na pontuação do alinhamento, o alinhamento médio do grupo Invisalign foi superior ao do grupo Braces antes e depois da fase de retenção, mas estas diferenças não foram estatisticamente significativas.

Por conseguinte, apesar de os casos Invisalign terem recaído mais, parecem ter as mesmas, se não melhores, pontuações de alinhamento global.

No que respeita às alterações dentro de cada um dos dois grupos, as alterações no alinhamento total em ambos os grupos foram significativas. Mais especificamente, houve uma deterioração no alinhamento anterior maxilar e mandibular do grupo Invisalign, mas apenas no alinhamento anterior mandibular do grupo Aparelho. Portanto, enquanto os dentes anteriores mandibulares estavam a recair significativamente em ambos os grupos, os dentes anteriores maxilares estavam a recair significativamente apenas no grupo Invisalign. Esse achado é clinicamente significativo, pois os dentes anteriores superiores são os mais visíveis na boca. Esses dados estão de acordo com os resultados de **Nett et al.**[75] , que verificaram que, das oito categorias de OGS, apenas o alinhamento piorou após a contenção. Também em concordância com esse estudo, verificou-se que quase todas as alterações no alinhamento ocorreram nos anteriores.

O conceito atual de uma força óptima em ortodontia baseia-se na teoria de que uma força de uma determinada magnitude e duração seria capaz de produzir uma taxa máxima de movimento dentário sem danos nos tecidos.

O movimento dentário com o sistema Invisalign é baseado na distância, em oposição ao movimento forçado com os sistemas de aparelhos fixos. Devido a restrições estáticas, é impossível saber exatamente que forças estão a ser criadas pela mecânica contínua da arcada com aparelhos fixos, mas as propriedades dos materiais e as relações tensão/deformação dos fios e molas ortodônticas são conhecidas.

Embora tanto os aparelhos fixos como o Invisalign possam mover os dentes para posições clinicamente aceitáveis, não existe literatura sobre a quantidade de força que está a ser criada pelos aparelhos removíveis transparentes.

Uma diferença no protocolo de tratamento dos dois grupos foi o facto de os pacientes tratados com Invisalign inserirem novos alinhadores, e portanto novas forças, de duas em duas semanas. Não existe qualquer investigação que suporte a recomendação do intervalo de 2 semanas, para além de Bollen et all[45] que concluíram que "mudar os alinhadores de duas em duas semanas era mais provável que levasse à conclusão da série inicial de alinhadores do que mudar semanalmente". O grupo do aparelho ortodôntico, por outro lado, foi ajustado normalmente a cada 4-6 semanas. Mesmo sob forças ortodônticas ideais, ocorrerá alguma reabsorção do osso alveolar.

A reabsorção de fragmentos requer de 7 a 14 dias, com o mesmo tempo necessário para a regeneração e reparação do ligamento periodontal (PDL). É por isso que os aparelhos ortodônticos não devem ser reactivados mais frequentemente do que em intervalos de 3 semanas. A ativação demasiado frequente de um aparelho pode provocar danos nos dentes ou no osso, ao interromper o processo de reparação.[77]

O estudo concluiu que se poderia postular que o intervalo de 2 semanas entre alinhadores no sistema Invisalign é demasiado pequeno e está a levar a uma má formação óssea e a mais recidivas.

As alterações no alinhamento total, medidas pelo ABO OGS, foram piores após a retenção nos pacientes tratados com Invisalign do que nos pacientes tratados com aparelhos fixos convencionais.

Em ambos os grupos, o alinhamento total e o alinhamento anterior da mandíbula pioraram após a contenção. O alinhamento anterior da maxila piorou pós-retenção apenas no grupo Invisalign. Donna Galante (2015) fez uma revisão sobre aparelhos ortodônticos vs. alinhadores. Concluiu que é possível obter resultados excepcionais com uma série de alinhadores de grande ajuste, mas é necessário conhecimento e competência.

Durante o período de observação, os pacientes tratados com Invisalign recaíram mais do que os tratados com aparelhos fixos convencionais, pelo que se justifica uma investigação mais aprofundada.[78]

RESUMO

No início do século 20th . No entanto, os pacientes adultos que procuram tratamento ortodôntico são cada vez mais motivados por considerações estéticas.

A teoria de usar um alinhador para endireitar os dentes foi postulada pela primeira vez na década de 1940, quando Kesling produziu um aparelho de posicionamento dentário para refinar os estágios finais do tratamento ortodôntico (Kesling, 1946). Este posicionador era uma peça de borracha maleável fabricada a partir de um enceramento laboratorial dos dentes numa oclusão de classe I (Phan e Ling, 2007). Esse aparelho permitia a realização de pequenos movimentos dentários, mantendo o alinhamento dos demais dentes da arcada. O controlo dos dentes era difícil e só era possível a inclinação das coroas. Kesling previu que movimentos dentários mais ambiciosos poderiam ser realizados com uma série de alinhadores, embora reconhecesse as limitações da tecnologia disponível na época: 'Movimentos dentários maiores poderiam ser realizados com uma série de posicionadores, mudando ligeiramente os dentes no set-up à medida que o tratamento progride. (Kesling, 1946).

Trinta anos mais tarde, Ponitz (1971) introduziu um "aparelho de contenção invisível", que utilizava a ideia de Kesling de pré-posicionar os dentes num modelo de estudo mestre. Tal como o aparelho de Kesling, o "Invisible Retainer" só podia produzir pequenos movimentos dentários, obtendo novamente os seus resultados através da inclinação das coroas.

No início dos anos 90, Sheridan descreveu uma técnica de utilização de alinhadores transparentes em conjunto com a redução interproximal dos dentes (Sheridan et al., 1993). O princípio de produzir pequenos movimentos dentários com alinhadores individuais não tinha mudado. Para cada movimento dentário era necessária uma nova "configuração Kesling" e, portanto, uma nova moldagem era efectuada em quase todas as consultas. Este processo exigia uma grande quantidade de tempo clínico e laboratorial. A tecnologia Align lançou o seu sistema Invisalign H em 1999. Foi o primeiro aparelho ortodôntico a utilizar o desenho assistido por computador (CAD) e o fabrico assistido por computador (CAM). Em vez de requerer uma nova moldagem para cada movimento dentário, esta tecnologia permite a criação de várias configurações dentárias a partir de uma única moldagem (Hajeer et al., 2004). O advento deste processo digital eliminou a impraticabilidade dos sistemas de alinhadores anteriores e tornou o conceito de Kesling uma realidade. Outros sistemas de alinhadores utilizam princípios semelhantes para alcançar os seus resultados (Jones et al., 2009), tendo todos estes aparelhos evoluído ao longo do tempo (Joe Hennessy)

Nesta era do século 21st , o número de pacientes adultos que procuram tratamento ortodôntico está a aumentar de dia para dia. O aparelho ortodôntico fixo tem sido a coluna vertebral da técnica biomecânica ortodôntica. Os aparelhos utilizados atualmente evoluíram desde o aparelho Edgewise de Angles. Em 2017, White D. W, et al concluíram no seu estudo que os aparelhos fixos tradicionais produziam significativamente mais desconforto do que os alinhadores. Durante os primeiros 3 dias após a colagem, houve significativamente mais desconforto ao mastigar do que em repouso para os pacientes tratados com aparelhos tradicionais. Os pacientes tratados com alinhadores e aparelhos tradicionais relataram um desconforto significativamente menor nos ajustes subsequentes do que após a colagem inicial ou entrega do aparelho.

Para além destes dois principais aparelhos de plástico para movimentar os dentes, vários outros sistemas como o **Clear Correct, MTM Clear Aligners, ClearPath Orthodontics,**

Clear Step e K-Ligner estão a promover os seus aparelhos de plástico para movimentar os dentes de várias formas. Este conceito radical de aparelho plástico estético para um tratamento ortodôntico completo necessita de mais investigação e de um aperfeiçoamento do desenho, o que deverá permitir um maior desenvolvimento deste tratamento útil.[9]

CONCLUSÃO

O aparelho Invisalign pode ser uma opção de tratamento para más oclusões simples, mas tem algumas limitações. Pode ser difícil obter resultados semelhantes aos dos aparelhos fixos mais convencionais. A utilização do aparelho Invisalign em combinação com aparelhos fixos tem sido explorada para reduzir o tempo necessário para usar aparelhos fixos, mas pode resultar em honorários profissionais consideravelmente mais elevados. Por outro lado, o aparelho Invisalign pode proporcionar uma excelente estética durante o tratamento, facilidade de utilização, conforto de uso e uma higiene oral superior. A investigação adicional e o refinamento do desenho deverão permitir um maior desenvolvimento deste tratamento útil.

REFERÊNCIAS

1) Durong T; História e visão geral do Sistema Invisalign. In: Tuncay OC, Editor :O Sistema Invisalign, Quintessence publishing, 2006.P.25-34.

2) Kesling HD; A filosofia do aparelho de posicionamento dentário. Am J Orthod 1945; 31:297-304.

3) Sheridan JJ; Tecnologia Essix: movimentação e retenção dentária. In: Tuncay OC(Ed) :O Sistema Invisalign, Quintessence publishing, 2006.p.11-24.

4) Nahoum HE; O aparelho de contorno dentário formado a vácuo; NY State Dent J 1964; 30:9:385-90.

5) Ponitz RJ; Retentores invisíveis. Am J Orthod 1971; 59:3:266-72.

6) Sheridan JJ, Ledoux W, Mcminn R; Retentores Essix: Fabrico e supervisão para retenção permanente JCO 1993;27:37- 45.

7) Sheridan JJ, Ledoux W, Mcminn R; Aparelhos Essix: Movimento Dentário Menor com Divots e Janelas : JCO 1994;28 : 659 - 663.

8) Sheridan JJ , Ledoux W, Mcminn R; Aparelhos termosselados Essix: Várias Utilizações Ortodônticas: JCO 1995 : 29 ; Fev ,108 - 113.

9) Hennessy J, A Ebrahim, Awadhi A. Geração de Clear Aligners e movimentação dentária ortodôntica. JO 2015;00:1-9

10) Vorhies, Jack M. Short, intensive use of tooth positioners and an appraisal of the results, Angle Orthodont. 30: 248, 1960.

11) Cottingham LL. Posicionador Gnathologic em plástico transparente. Am J Orthod Dentofacial Orthop. 1969;55:23-31.

12) Wells NE. Aplicação do aparelho posicionador no tratamento ortodôntico. Am J Orthod Dentofacial Orthop. 1970;58:351-366.

13) Gottlieb EL; Success and Failure with the Positioner Appliance; J. Practical Orthod.1968 ; 11(10) ; 506-522

14) Elsasser WA; Some Observations on the history and the uses of the Kesling positioner; Am J Orthod 1950; 36; 368-374.

15) McNamara JA, Kramer KL, Juenker JP; Retentores invisíveis; JCO 1985 ; 19(8) ; 570 - 578

16) Aparelho Essix: Atualização tecnológica , Revista científica sobre o fabrico, a modificação e a manutenção dos aparelhos Essix : primavera 2003

17) Powers JM.Materiais de impressão de polivinil siloxano. In: Tuncay OC(ed), : O Sistema Invisalign , Quintessence publishing , 2006.p.35-42.

18) Sheridan JJ , Ledoux W, Mcminn R; Aparelhos termosselados Essix: Várias Utilizações Ortodônticas: JCO 1995 : 29 ; Fev ,108 - 113.

19) Daniel, P. Jason; Correção do diastema da linha média utilizando o aparelho Essix seccionado: JCO 2011

20) Anusavice KJ.Phillip's Science Of Dental Materials, ed 11.St Louis: Saunders,2003.

21) Powers JM, Sakaguchi RL.Craig's Restorative Dental Materials, ed 12. St. Louis: Mosby, 2006.

22) Lu H, Nguyen B, Powers JM. Propriedades mecânicas de 3 materiais de impressão elastoméricos de silicone e poliéter de adição hidrofílica. J Prosthet Dent 2004;92:151-154

23) Baumann MA. A influência das luvas dentárias na fixação dos materiais de impressão. British dental journal 1995;179:130-135.

24) Powers JM.Materiais de impressão de polivinil siloxano. In: Tuncay OC(ed), : O Sistema Invisalign , Quintessence publishing , 2006.p.35-42.
25) Carl T. Drake: Movimento dentário ortodôntico com Clear Aligner; ISRN Dentistry: 2012
26) Chenin D. Padrão do Align para impressões de qualidade. In: Tuncay OC(ed) :O Sistema Invisalign , Quintessence publishing , 2006.p.43-46
27) Kaza S ; Processo de Digitalização e Estereolitografia In: Tuncay OC(ed.) O Sistema Invisalign, Quintessence publishing ,2006.p.47-54
28) Beers ; Software Invisalign In: Tuncay OC (ed), O Sistema Invisalign, Quintessence Publishing, 2006.p. 47-54
29) Chenin D, Verdis K ; Configuração de diagnóstico virtual. In: Tuncay OC(ed.) O Sistema Invisalign, Quintessence publishing, 2006.p.67-76.
30) Sterental R; Estadiamento. In: Tuncay OC(ed.) O Sistema Invisalign, Quintessence publishing ,2006.p.105-114
31) Crawford C; ClinCheck. Visão geral e preparação. In: Tuncay OC(ed.) O Sistema Invisalign, Quintessence publishing ,2006.p.99-104
32) Knopp P, Derakhshan. Anexos. In: Tuncay OC(ed.) O Sistema Invisalign, Quintessence publishing ,2006.p.77-90.
33) Kuo E, Duong T. Anexos Invisalign: Materiais. In: Tuncay OC(ed.) The Invisalign System, Quintessence publishing ,2006.p.91-98.
34) Cao H, Duong T. Aplicações da mecânica com Invisalign. In: Tuncay OC(ed.). O Sistema Invisalign, Quintessence publishing ,2006.p.153-162.
35) Duong T, Trica R. Aplicação de força com invisalign. In: Tuncay OC(ed.). O Sistema Invisalign, Quintessence publishing ,2006.p.207-214.
36) Rossinia G, Parrinia S; Eficiência dos alinhadores transparentes no controlo dos movimentos dentários ortodônticos; Angle orthodontics;2015;00
37) FrongiaG, Castroflorio T; Correção de rotações dentárias severas utilizando alinhador transparente; Aust Orthod; 2012;28; 245-249
38) Raghunath, Shivalinga ; Invisalign - O Pano Novo do Imperador; Jornal Indiano de Ciências Dentárias; 2011;junho;2(3).
39) Duong T, Derakhshan M. Vantagens do sistema Invisalign In: Tuncay OC(ed.) O Sistema Invisalign, Quintessence publishing ,2006.p.47-54
40) Miller K, Dolan T, Dolce C, MCGorray S, Taylorb M, Wheeler TT. Uma comparação dos impactos do tratamento entre invisalign e terapia com aparelho fixo durante os primeiros sete dias de tratamento [apresentação em poster] Apresentado no Encontro Anual da Associação Sulista de Ortodontistas, Nova Orleães, outubro de 2004.
41) Moshiri M, Eckhart JE, et all. Consequências de uma má higiene oral. Durante a terapia com alinhadores transparentes. JCO 2013;6:494-498
42) Levirini L, Mangano A, et all. Estado de saúde periodontal em pacientes tratados com o sistema Invisalign e aparelhos ortodônticos fixos: Uma avaliação clínica e mirobiológica de 3 meses. Eur J Dent 2015;9:404-410
43) Joffe L. Invisalign: experiências iniciais. J Orthod 2003; 30(4):348-52.6.
44) Lindauer SJ, Shoff RC. Comparação dos aparelhos de contenção Essix e Hawley. J Clin Orthod 1998; 32(2):95-7.7.
45) Bollen AM, Huang G, King G, Hujoel P, Ma T. Tempo de ativação e rigidez do material de um aparelho ortodôntico removível sequencial. Parte 1: Capacidade de completar o

tratamento. Am J Orthod Dentofacial Orthop 2003; 124(5):496- 501.8.
46) Miller RJ, Duong TT, Derackhshan M. Tratamento de extração de incisivos inferiores com o sistema Invisalign. J Clin Orthod 2002; 36(2):95-102.9.
47) Womack WR, Ahn JH, Ammari Z, Castillo A. Uma nova abordagem para a correção do apinhamento. Am J Orthod Dentofacial Orthop 2002; 122(3):310-6.10.
48) Clements KM, Bollen AM, Huang G, King G, Hujoel P, Ma T. Tempo de ativação e rigidez do material do aparelho ortodôntico removível sequencial. Parte 2: Melhorias dentárias. Am J Orthod Dentofacial Orthop 2003; 124(5):502- 8.11.
49) Kamatovic M. Uma avaliação retrospetiva da eficácia do aparelho Invisalign utilizando os índices PAR e de irregularidade. Toronto (Ont.): Universidade de Toronto; 2004. 12.
50) Djeu G, Shelton S, Maganzini A. Avaliação do resultado do tratamento ortodôntico Invisalign e tradicional comparado com o sistema de classificação objetiva do American Board of Orthodontics. Am J Orthod Dentofacial Orthop 2005; 128(3):292-8.13.
51) Vlaskalic V, Boyd R. Tratamento ortodôntico de uma má oclusão ligeiramente apinhada utilizando o sistema Invisalign. Aust Orthod J 2002; 17(1):41-6.14.
52) Boyd RL, Miller RJ, Vlaskalic V. O sistema Invisalign na ortodontia de adultos: casos de apinhamento leve e fechamento de espaço. J Clin Orthod 2000; 34(4):203-12.
53) Phan X, Ling PH;Limitações clínicas do Invisalign : JCDA ; abril 2007;73:3: 263-66.
54) Van Sickles JE, Richardson DA. Stability of Orthognathic surgery: a review of rigid fixation (Estabilidade da cirurgia ortognática: uma revisão da fixação rígida). Br J Oral and Maxillofac Surg. 1996;34: 279-285.
55) Michelet FX, Deymes J, Dessus B. Osteossíntese com placas aparafusadas miniaturizadas em cirurgia maxilofacial. J Maxillofac Surg.1973;1:79.
56) Proffit, William R, Raymond P. White, David M. Sarver. Contemporary Treatment of Dentofacial Deformity (Tratamento Contemporâneo da Deformidade Dentofacial). St. Louis: Mosby, 2002
57) Fonseca, Raymond J, Robert D. Marciani, Timothy Turvey. Oral and Maxillofacial Surgery 3-Volume Set. 2ª Edição. Volume III. St. Louis: Saunders, 2008
58) Posnick, Jeffrey C. Orthognathic Surgery: Princípios e Prática. 1ª Edição. Volume I. St, Louis: Elsevier Saunders, 2013.
59) Erickson K, Bell WH, Goldsmith D. Cirurgia de modelo analítico. Prática Moderna em Cirurgia Ortognática e Reconstrutiva. Philadelphis: Saunders, 1992: 154-216.
60) Levine JP, Patel A, Saadeh PB et al. Conceção e fabrico assistidos por computador em cirurgia craniomaxilofacial: o novo estado da arte. J Craniofac Surg. 2012;23:288-293
61) Hammoudeh JA, Howell LK, Boutros S, Scott MA, Urata MM. Estado atual do planeamento cirúrgico para cirurgia ortognática: Métodos tradicionais versus planeamento cirúrgico 3D. Plast Reconstr Surg Glob Open. 3(2): e307, fevereiro de 2015.
62) Gelesko S, Markiewicz MR, Weimer K et al. Cirurgia ortognática assistida por computador. Atlas Oral Maxillofac Surg Clin North Am. 2012;20:107-118.
63) Gateno J, Xia JJ, Teichgraeber JF, et al. Viabilidade clínica da simulação cirúrgica assistida por computador (CASS) no tratamento de deformidades cranio-maxilofaciais complexas. J Oral Maxillofac Surg. 2007;65:728-734.
64) Mukerji R, Mkerji G, McGurk M. Fracturas da mandíbula: perspetiva histórica. Br J Oral Maxillofac Surg. 2006;44:222
65) Arthur G, Berardo N. Uma técnica simplificada de fixação maxilomandibular. J Oral Maxillofac Surg. 1989;47:1234

66) Nandini GD, Balakrishna R, Rao J. Parafusos auto-roscantes versus barra de Erich para fixação intermaxilar: Um estudo clínico comparativo no tratamento de fracturas mandibulares. J Maxillofac Oral Surg. 2011;10:127

67) Imazawa T, Komuro Y, Inoue M et al. Fracturas mandibulares tratadas com parafusos de fixação maxilomandibular (método MMFS). J Craniofac Surg. 2006;17:544

68) Ueki K, Marukawa K, Shimada M et al. O uso de parafuso de fixação intermaxilar para cirurgia de recuo mandibular. J Oral Maxillofac Surg. 2007;65(8):1562-1568.

69) Fabbroni I, Aabed A, Mizen K et al. Parafusos transalveolares e a incidência de danos dentários: Um estudo prospetivo. Int J Oral Maxillofac Surg.2004 ;33:442

70) Schulte-Geers M, Kater W, Seeberger R. Traumatismo radicular e perda de dentes através da aplicação de parafusos de fixação transgengival pré-perfurados. J Craniomaxillofac Surg. 2012;40:214.

71) Bins A, Oomens MAE, Boffano P, et al. Existe evidência suficiente para aplicar regularmente parafusos ósseos para fixação intermaxilar em fracturas mandibulares? J Oral Maxillofac Surg. 2015;73(10):1963-1969.

72) Taub DL, Palerno V. Cirurgia ortognática para pacientes com invisalign. Seminários em Ortopedia. março de 2017

73) Lagravere MO, Flores-Mir C. Os efeitos do tratamento com aparelhos ortodônticos Invisalign: uma revisão sistemática. J Am Dent Assoc. 2005 ;136:1724-1729.

74) Little RM. Estabilidade e recidiva do alinhamento anterior da mandíbula: Estudos da Universidade de Washington. Semin Orthod. 1999;5(3):191-204.

75) Nett BC, Huang GJ. Alterações pós-tratamento a longo prazo medidas pelo sistema de classificação objetiva do American Board of Orthodontics. Am J Orthod Dentofacial Orthop. 2005; 127(4):444-450.

76) Kuncioa D; Anthony M; Clarence S; Katherine F.Resultados pós-retenção do tratamento ortodôntico tradicional e Invisalign comparados com o sistema de classificação objetiva do American Board of Orthodontics.Angle Ortghod 2007;77:5:864-869

77) Proffit WR, Fields HW Jr. Ortodontia Contemporânea. 3rd edition. Mosby; 2000:296-361, 594-614.

78) Roberts WE. Refletindo sobre o simpósio de desenvolvimento educacional em Ortodontia. Am J Orthod Dentofacial Orthop.1997;111:110-115.

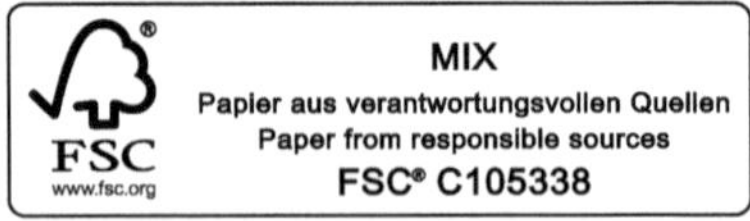

Printed by Books on Demand GmbH, Norderstedt / Germany